地域医療と街づくり

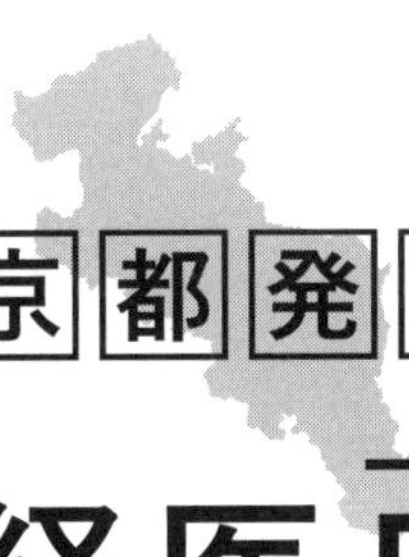

京都発！

「日本の医療が変わる」経営哲学

洛和会ヘルスケアシステム理事長・医師
矢野裕典

元ひきこもり理事長の病院経営術

ダイヤモンド社

まえがき

私は今、京都を中心に滋賀、東京で188カ所の施設を有し、医師・看護師をはじめ6000人超の職員を抱える「洛和会《らくわかい》ヘルスケアシステム」の理事長として、「医療」「介護」「健康・保育」「教育・研究」の分野で仕事をしている。医療法人の理事長は、「CEO（最高経営責任者）」である。また、同時に組織のリーダーであり、社会的・経済的責任の一切を担っているので、その責任は重い。

日本全国には医療施設がおよそ18万396施設あり、病床数が20以上の、いわゆる「病院」は8205施設ある（いずれも2021年）。ひと口に病院といっても、「国立病院」「公立・公的病院」「大学病院」「私立病院・民間病院」に分類されていて、私たち洛和会は「私立病院」に該当する。私立病院のなかでは、医療界の怪人と呼ばれた徳田虎雄氏が率いた「徳洲会」が群を抜いているのではないだろうか。全国に70以上の病院を展開し、医師数3000人、職員数4万人を擁する。そんな徳洲会には遠く及ばないが、洛和会が本拠を置く京都のような「地方」において、6000人が働く規模の医療法人グループは、全国でもそう多くはない。

私は40歳のときに父から理事長の職を受け継いだ。この規模の医療法人の理事長としては、かなり若いほうだろう。そう書くと格好はいいのだが、私のここまでの道程は、実は決して順風満帆ではなかった。

私は物心ついたときには、すでに自分が京都で医業を生業《せいぎょう》とする家に生まれたことを強く意識していた。家族など周囲の大人は、将来、長男である私が立派な医師となって、祖父の代から続いてきた家業を担ってくれる——そう思っていたに違いない。私は、そうした周囲の大人の期待を敏感に察する子どもだった。

けれども、医師の家系に生まれたからといって、人生がうまくいくとは限らない。何しろ医師になるためには相応の学力が必要で、大学の医学部に合格するのも大変なうえ、医師免許を得るには難関の国家試験に合格しなければならないのだ。また、患者とその家族の不安を自分事として受け止めるだけでなく、医業を通じて社会に貢献する崇高な理念も必要だ。他人の命を預かる医師という職業は、「聖職」なのである。

この本で初めて告白する事実がある。

私は医師免許こそ有しているが、医師としては何一つ、世の中に貢献できずに、その道を断念した過去がある。そのうえ、中学・高校・大学までは、今でいう「ひきこもり」で劣等感の塊だった。大学の医学部受験には辛うじて成功するものの、卒業までに費やした年月は13年。その後、さらに4回、医師国家試験に挑み、なんとか合格したのは33歳のときだった。しかし、念願の医師国家試験に合格し、大学病院での研修医としてデビューしたのもつかの間、今度はあっさりとその道を諦め、周囲を驚かせてしまう。

医師を諦めたきっかけは、NHKで放送されたドキュメンタリー番組『プロフェッショナル　仕事の流儀』で、小児外科医として奔走する医師が主人公の回だった。全国から殺到する小児患者の高難度手術を手がけるため、一切の「私」を捨て、まるで修行僧のように強靱な精神力で自らを律する。その姿に心を打たれると同時に、彼を本物の医師と呼ぶのであれば、私はどんなに努力しても絶対に彼のようにはなれない。そもそも落ちこぼれの私が、彼と同じ医師の肩書きを名乗ってよいのだろうか——そう思った途端、私のなかの何かがプツリと音を立てて切れてしまったのだ。

世の中には何かをやろうと思っても、なかなかうまくいかない人がいる。私はその典型で、何をやってもパッとしなかった。このままではダメだダメだと、自分を追い詰める日々――。落ちこぼれ人生そのものだった。ただ、その一方で医者の息子ということで、社会的・経済的にはなんの不自由も不安もない。典型的な温室育ちで、世間の苦労や生活の困難とはほど遠い日々を送っていた。

けれども、人生は不思議なものである。医師の道を諦め、特別養護老人ホームに勤務している頃、突然、父からお呼びがかかる。

「戻ってこい」

そして、父が代表を務める「医療法人社団洛和会」に父の補佐役として入職することになる。無論、父は、私が医師としての人生を諦めたことは知っていた。それでも、私を呼び戻したのは、私に「後継者」になってほしかったからだ。右も左もわからないまま、医療法人の経営部署に放り込まれた。肩書きは副理事長。最初の仕事は、その頃、猛威を振るっていた新型コロナウイルス感染症の対応だった。

そして、その3年後、今度は父からこう言われる。

「ワシは理事長を辞める。お前がやれ」

それから2年。現在、私は医療法人の理事長という立場で病院経営に携わっている―

――と、ここまでは「できそこないの息子が、親の七光りで身代を譲ってもらった」という話にすぎない。

しかし、自分で言うのもおこがましいが、私は高校時代から組織をまとめるリーダーに向いていると思っていた。若い頃から、日本の経営者や政治家など強いリーダーシップを発揮する人物に強い興味と関心を抱いていた。当時、そうしたリーダーたちが書いた本を読み漁り、それに飽き足らず、全国で開催される講演会や経営塾といった座学から、政治の現場にも足繁く通っていた。だから、リーダーにはどんな資質が必要なのか、ちょっとした「勘」があったのだ。

おそらく多くの人は「ひきこもり」といえば、孤独で周囲との人間関係を完全に拒絶した人をイメージするだろう。しかし私は、確かに学校にも行かず、自分の部屋に閉じこもっていた時期もあったが、決して友人がいなかったわけではない。どちらかというと、友だちには恵まれ、人間関係で悩んだことは一度もない。高校時代には、元ひきこもりでありながら選挙で生徒会長になったこともある。けれども勉強はからっきしダメで、なんでこんなに勉強ができないのかと自分を責め続けた。苦しかった。しかし、理事長になった今、こうした人生の遠回りの経験が経営に生きていると断言できる。

医療機関が抱える最大の悩みは「日常的な人材不足」だ。職員が６０００人の規模ともなれば、有能な職員の獲得だけでなく、いかに離職率を下げることができるか、ということが大きな課題になる。どうすれば誰もが働きやすい環境になるのか、どういう施策が必要なのかと、私は必死に考えた。

そして、人事において当時欠けていた視点は、「多様性」だと気がついた。職員たちはさまざまな事情を抱えている。育児中だったり、介護をしていたり、またパートナーの都合で家庭のことをワンオペでこなしていたりする。つまり、人は働きたくても、すべての人が同じように働ける環境ではないということだ。それは単に「ＩＣＴ（情報通信技術）」を導入したからといって解決するような問題ではない。異様なセクショナリズムに支配されている病院という職場環境を打破して、どうすれば風通しのよい組織を作ることができるか。どうすれば、医療と介護など各部署・各グループの壁を取り払い、連携を強化することができるか……。

その改革に最も大切なのは「ジェンダーバイアス」の解消だった。どうしても医療の現場は、とくに男性医師からの上意下達で、彼らが権力を有する世界である。そこで、性別や国籍に関係なく、誰もが自分の持ち場で力を発揮できる環境整備をしようと思ったのだ。それが結果として離職率の低下につながる、と私は直感した。なぜ、そんな視点を有していたのかというと、私は優等生ばかりが居並ぶ「医学部」「大学病院」のなかで、落ちこぼれという「マイノリティー」だったからだ。弱い立場に身を置いていたからこそ、肩身の狭い思いをしているスタッフの気持ちが少しは理解できたのだ。

さっそく私は、就業規則など職員の福利厚生を見直した。

そして、「副業・兼業の全面解禁」「同性パートナーシップの導入」などの新たな施策を取り入れた。今では洛和会の福利厚生は一冊の「ガイドブック」になっており、他の病院からも真似をされるような先進的な内容に毎年、進化している。

私が理事長になってからというもの、これまでの人生で出会った、さまざまな人の縁に助けられている。

通常、医療業界に生きる人の人間関係は、例えば自分が籍を置いた大学、大学病院など「医療関係者」に偏る傾向にある。その点、私は一時期、医療業界に背を向けていたこともあって、医療以外の業種の友人に恵まれた。

また、京都を代表する行事である祇園祭で、百年に百人しか経験することができない、長刀鉾《なぎなたほこ》に乗る「稚児《ちご》」という特別な「役」をさせてもらったことで、京都の町衆とのつながりも深くなった。そのなかには同世代の経営者もいれば、京都で百年以上続く老舗の若旦那もいる。どうすれば、故郷「京都」に恩返しできるか――同じ「役」を経験した先輩・後輩と常にそのことを考えている。

この本のなかで、私は「いったん医師をやめた人間が、なぜ医療法人の理事長になったのか」を詳《つまび》らかにしたいと思っている。これまで医療に関する書籍は膨大な量が出版されているが、私のように落ちこぼれの医師が医療法人の経営を通じて、日本の未来を論じた本はないと思う。実は医療法人の理事長というだけで、僭越ながら私が本を出版しようと思ったのには理由がある。

国民皆保険制度の日本は、いつでも誰でも充実した医療サービスを受けることができる。しかし、２０２５年には日本の人口の約30％が65歳以上の高齢者となり、国民の３人に１人が65歳以上、５人に１人が75歳以上という超高齢社会を迎える。これが、世にいう「２０２５年問題」だ。その２０２５年まで1年を切っている。

しかし、日本が置かれている現状は深刻だ。「一般社団法人日本病院会」などが発表した「医療機関経営状況調査」によると、２０２１年の時点で全国の43・３％の病院が経常利益ベースで赤字。２０２２年度は、物価や光熱費の高騰でおよそ半数の病院が赤字経営だと発表された。これに追い討ちをかけるのが超高齢化に伴う医療費の抑制だ。75歳以上の後期高齢者では、糖尿病や高血圧症などの慢性疾患だけでなく、がんや認知症などの発症リスクも増大する。今まで以上に、病院には患者が押し寄せるだろう。しかし、その一方で医師や看護師などの医療従事者は圧倒的に足りない状況が続いている。人手不足は医療業界の長時間労働が原因の一つであり、各病院では休職者や離職者があとを絶たない。

今、医療業界では「2025年問題」の次の「2040年問題」が叫ばれている。これは、2040年の時点で、65歳以上の高齢者が3929万人となり、日本の全人口の34・8%を占めるという、〝超超高齢社会〟の到来を示す。こうした待ったなしの課題と真正面から向き合うためには、私たちの世代の医療従事者が真剣に医療改革を実行しなければならない。

「洛和会ヘルスケアシステム」は、京都市内に五つの病院と五つの提携クリニック、連携する医療機関のネットワークを構築して、救命救急、急性期、慢性期、在宅、そして予防の分野まで幅広く対応できるように環境整備を続けている。なかでも、地域医療の中核を担う「洛和会音羽病院」では、高度医療の提供など、大学病院に引けを取らない体制を導入している。また、一度の検査でほぼ全身の病巣部を高い精度で発見できる高性能機器を駆使し、高精度かつ体への負担が少ない医療の提供をめざしている。こうした高度な医療の提供だけでなく、「大リーガー医」と呼ばれる優秀な医師を米国から招いて教育訓練を長年続けてきた。

しかし、私が父の病院に戻ってきて身をもって感じたのは、医療の現場ほど世間の常識から遅れている場所はない、ということだった。多くの医療経営者は、大病院になればなるほど、世間での当たり前が当たり前ではないことに気づいていない。

その象徴が紙の稟議書とハンコだった。病院内のＩＣＴ化、デジタル化はまったく進んでおらず、ペーパーレスが当然の世の中で、いまだに数多くの病院で大量の紙を消費している。しかし、これは単に環境負荷だけの問題ではない。先のコロナ禍のように対面での診療や会議ができない環境下になると、何もできなくなるのだ。民間企業では当たり前に導入されている、例えばビジネスチャットのような機能も何もなかった。

現在、医療の分野でもＡＩの進化がめざましい。欧米の病院では、レントゲンの画像診断や大量の患者のカルテから抽出した医療情報を駆使して、予防医療や業務効率化に生かすことが主流となっている。今後「ＡＩ」を制する者が医療を制するだろう。しかし、日本の病院のなかには、いまだに手書きのカルテを使っている病院もある。カルテに書かれた医療情報が電子化されていないので、これらの情報をＡＩに取り込むことができずに、医療ＡＩ後進国になってしまっているのが現実だ。

この手書きのカルテに限らず、現場の医療改革があと回しにされる理由の一つが、経営陣と病院現場との乖離である。経営者側が「明日からすべての業務をデジタル化する」と言っても、ただでさえ業務に忙殺される現場では、新たなルーティン作業がなかなか根づかないのだ。

このように、日本の医療業界はＤＸ化やＡＩ導入が遅れに遅れている。２０２５年問題、２０４０年問題に向き合うためにもデジタル改革は絶対に必要で、早くしなければ日本そのものが世界から取り残されてしまう。このような危機感も、本書を書こうと思った動機の一つだった。

そしてもう一つ、理由がある。それは、私の問題意識や経営理念に賛同する若い世代の医療従事者と、つながりたいと思ったからだ。いや、医師や看護師などの医療従事者だけでなく、改革のためには、むしろ医療とは関係のない異業種の知恵や知見が必要となってくる。

なぜ、そう考えているのか。それは、ずばり、これからの時代は「地方」が面白くなると考えているからだ。私たち洛和会ヘルスケアシステムが京都という地域を舞台にやろうとしていることは、医療を中心に据えた「街づくり」だ。例えば、これまでの価値観で「暮らしやすい街」の条件といえば、「家賃が安い」「交通アクセスがよい」「生活利便性が高い」「治安がよい」などだったと思う。しかし、これからは「年齢に関係なく、安心して医療が受けられる」という条件が重視される時代が来ると考えている。

これまで、日本の医療は国民皆保険制度のもと、離島などのへき地を除けば、日本全国どこでも最低限の医療は受けることができた。しかし、先のコロナ禍では、医療機関によって「検査ができる、できない」「発熱患者を受け入れる、受け入れない」「重篤患者の入院ができる、できない」などの格差が生じた。

私たちは感染者の発生当初から、「絶対に断らない」を合い言葉に、通常業務と並行して陽性患者を受け入れ続けてきた。その当時はスタッフに大変な苦労を強いたと思っているが、それを実現可能にしたのは地域医療を「連携」で支えてきたからだ。つまり、洛和会の病院や施設だけでなく、医師会や地域の救急病院、入院医療コントロールセンターとの連携、そして保育所や児童館、介護施設との情報交換、さらには市や府、国とのパイプ――言い換えると、一病院という「点」ではなく「面」で地域医療に貢献することが可能だったからだ。洛和会の「ヘルスケアシステム」の強みはここにあるのだ。

自分の暮らす地域にどんな医療資源があるのかは、そのまま、私たちが安心して暮らせるかどうかに直結する。医療を中心にして、街にどんな機能があれば安心して暮らせるか。待ったなしの「2025年問題」、そしてその先の「2040年問題」にどう備えるか――私はこの深刻な課題に、ともに挑戦する仲間を募りたい。そのためには、医療はもちろん別業種の人たちの知見も必要なのだ。本書を読み終わって面白いと感じた方は、私のメールアドレスに連絡してほしい。行動こそが社会を変える原動力である。

仕事は自分の生活を成り立たせる生業であり、自己実現を可能にするものだと思う。けれども、それだけだろうか。私は、ひきこもっていても、根底ではなんらかの方法で社会に貢献したいと思っていた。私は、そうした若い世代に活躍の場を提供したい。めざすのは年齢や性別、国籍、障がいの有無に関係なく、「働きたい」と思う人は誰もが働くことができる場所の提供だ。そのことが本書執筆のもう一つの大きな理由である。

「イッツ・ア・スモールワールド」

あのディズニーの創始者、ウォルト・ディズニーが描いた理想の世界のように、一人ひとりが自分らしく働き、世の中の人が平和で安心して暮らすことができる社会を、私はこの京都から作りたいと思っている。

目次

第3章 洛和会ヘルスケアシステムとは

第4章 福利厚生日本一

第5章 民間病院が担う使命

第1章 幼心のわだかまり

理事長先生の息子さん

1981年4月11日。私は、父・矢野一郎と母・ひとみの間に、長男として生まれた。日本はバブル景気へと向かう、まさにとば口にあって、誰もが日本の将来に明るい希望を持っていた時代だった。両親にとっては待望の長男誕生だった。

裕典《ゆうすけ》という名前は、母が良運を呼び込む名前をつけたいと、東京の鑑定士に頼んで考えてもらったらしい。のちに私には2歳年の離れた双子の姉妹ができるので、わが家は両親と3人の子どもで構成されることになる。

私が生まれ育ったのは京都市下京区。昔ながらの京都の日常生活が色濃く残る場所で、静かな住宅街だった。そこには「矢野医院」という、祖父・宏が1950年に開設した診療所があった。一時期、入院患者を受け入れるため病床数を増やしたので、「矢野病院」と改名したこともあった。私の自宅はこの病院の4階にあった。

祖父は矢野医院とは別に、中京区に「丸太町病院」という病院も運営していた。そして、その経営が軌道に乗ると、今度は京都の東側にある山科区に、「音羽病院」という、病床数およそ3倍以上の総合病院の建設に着手した。しかし、完成を目前に祖父は62歳の若さで他界。その後、父が祖母に「病院に戻ってきてくれ」と呼び戻されることになる。

父は、京都の名門高校である洛星高等学校を経て、東京の昭和大学医学部を卒業後、京都の大学病院などで脳外科医として働いていた。その後、祖父のあとを継ぐために「洛和会ヘルスケアシステム」の理事長となった。31歳だった。

大学病院で働いていた父は、これから現場の経験を積んで、将来は自分の専門技術を生かして、地域や社会に貢献したいと夢を抱いていたに違いない。

ところが、それまで患者の治療に専念してきた医師が、突然、病院の経営をやれと言われても、それは困難なことだった。それまで医師として「人」を診てきた者が、ある日を境に経営上の「数字」を見ろと言われているのだ。それは、和食の板前にフランス料理を作れ、と言っているようなものだった。

当時、戻ってきたばかりの父は、病院経営の基本となる診療報酬の計算すらよくわからなかったそうだ。日本の診療報酬は「1点10円」で計算されていが、父はそのことも知らなかった。ただ、立ち上げたばかりの音羽病院を運営するためには、そうも言っていられない。医師の数が足りなかったこともあり、理事長の職をこなしながら、白衣をまとって患者の診察や治療にあたる。ときには救急車に同乗し、救急医療の最前線にも立っていた。まさに目の回るような日々だったそうだ。

だから、私には幼い頃の父との思い出はそんなに多くない。父は、土日も祝日も関係なく、ほぼ家にいなかった。母は、もともと京都にある創業二百年を超える筆屋の長女だった。今でこそ「洛和会京都音楽療法研究センター」の所長として、医療・介護・教育の分野に音楽療法を取り入れた事業の責任者だが、当時はまったくの専業主婦だった。双子の姉妹もいたので、幼い頃の私の周囲は女性ばっかりだった。

幼稚園は京都では有名な聖ドミニコ学院京都幼稚園に通うことになった。名前通り、カトリック教育で評判のこの幼稚園は、地域の富裕層の子が通うことで知られていた。教室は3歳・4歳・5歳児による縦割り混合クラスで、年長児が年少児の面倒を見るなど、子どもの自発的な意思を尊重する、とても居心地がよい幼稚園だったことを覚えている。

毎日、幼稚園から帰ると、私は矢野医院の正面玄関を入り、4階の自宅に通じるエレベーターに乗る。このエレベーターは診療用のストレッチャーがすっぽりと入る大きさで、デパートのエレベーターよりも明らかに大きかった。当然、診療所で働く医師や看護師、患者さんとも鉢合わせをする。私はこのエレベーターを昇り降りしながら思った。

「そうか、自分は医者の家に生まれたんだ」

自宅の周囲に同年代の子どもがいなかったので、外で遊んだ記憶はあまりない。だから、もっぱら診療所が遊び場だった。

診療所には待合室と受付があって、入口には大きな水槽に色とりどりの熱帯魚が泳いでいた。私は待合室の椅子に座って本を読んだり、調剤室で薬の調合を見よう見まねでごっこ遊びをしたりして過ごしていた。診察室は独特の雰囲気があった。聴診器に試験管、内臓がむき出しになった怖いくらいにリアルな人体模型などがあり、子どもの好奇心を捉えてやまない空間だった。両親からも職員からも、ここで遊ぶことを制止されたことは一度もない。むしろ、好奇心の赴くまま行動する私を積極的に受け入れてくれた。

幼稚園も年長組になると、毎週、水泳やお絵かき教室などの習い事に通わされた。その帰り道、たまにだが父が働く音羽病院を訪ねる日があった。

「今日、お父さんに会える！」

普段なかなか会えない父と会えることがわかると、車の中で飛び上がって喜んだものだ。


忘れられない光景がある。

音羽病院は総合病院なので、子どもの目にも半端ではなく大きな病院だった。私を乗せた車が止まるのは決まって病院のＥＲ（救急室）前だった。理事長である父もそこを通って理事長室へと向かうのだが、あるとき、救急救命のスタッフが、担ぎ込まれた患者に心肺蘇生法を施す場面に遭遇した。まさに、テレビのドラマで見るような緊迫した光景が展開していた。ロビーでは家族の人が不安そうな表情で待機している。

そのとき、ふと思った。

「パパもおじいちゃんも、病気になった人を助ける立派な仕事をしているんだな」

今思い返すと、私を病院のロビーや診療室で遊ばせ、敢えて人の生命に関わる生々しい現場を見せるようにしていたのは、私をあと継ぎにと目論んだ父の教育だったのかもしれない。

理事長室に入ると、口ひげを生やしたひょうきんな父が迎えてくれた。本棚には分厚い本が並び、机は書類の山だった。

父は家事や子どもの教育はすべて母に任せる、いわゆる昭和の父親だった。性格は豪放磊落《らいらく》で人を惹きつけてやまない。仕事には厳しかったが、お酒を飲むことも大好きで、若い頃は京都の花街に毎日通っていたという。

私が理事長室に来るたびにカッコイイなと思っていたものがある。それは当時としては珍しい、壁収納のベッドだった。父は忙しい日は家には戻れず、このベッドで仮眠をとっていた。レバーを押すと、音を立てて現れるベッドが宇宙船に乗っているようで、私は何度も押して父を困らせた。

父は口には出さなかったが、長男である私がいつか自分のあとを継いで、病院の理事長になってほしいと期待していたに違いない。直接、「医者になれ」と言われたことは一度もないが、折に触れて医師という職業は大変だがやりがいがあり、そして、どれだけ責任のある尊い仕事なのかを幼い私に間接的に伝えてくれていたと思う。

父は、自分の父親が立ち上げた病院に戻ってきたとき、唖然としたそうだ。そのときのことを当時、洛和会の会報誌でこう振り返っている。

「自分の病院に帰ってきて感じたのは、『ひどい病院』だということだった。それまで、日赤、国立、大学病院しか知らずにきたので、それに比べると、医師、看護師、設備、すべてのことが劣っていた。システムの点でも、その基礎がまったくないというのに等しかった」

父は祖父から理事長を引き継ぐと、「医療」だけでなく「介護」「健康・保育」「教育・研究」の分野にも進出した。

「from the cradle to the grave（ゆりかごから墓場まで）」

つまり、京都で暮らす人が、それぞれの人生のステージにおいて、また個人の健康状態に応じて、住み慣れた地元で満足のゆく医療・保育・介護のサービスを受けることができる仕組みを、父は作ったのだ。京都に「医業」という種を播いたのは祖父だが、父はその「芽」を育て、やがて殖やしていったといってもいい。

しかし、それには大きな困難も伴う。とくに音羽病院のような総合病院を作るとなると、現在の価格で百億単位での借金をしなければならない。祖父が急逝したとき、京都では「洛和会は潰れるぞ」と噂されたという。これが、税金が投入される「国立病院」や「公立・公的病院」とは違う点だ。本来であれば地域の安心・安全はこうした国公立の病院が率先してその役割を果たすべきだが、後述する通り、もはやそれだけでは地域医療は限界に来ているのが現実だ。

一つのクリニックを運営するだけでも大変なのに、さらに借金をして二つの新しい病院を作る――祖父も父も常に「挑戦」し続ける人だった。

祖父が創立した「医療法人社団洛和会」の定款には、日本の医療提供の条件を定める「医療法」の第一条の五を引用している。

「病院とは医師又は歯科医師が、公衆又は特定多数人のため医業又は歯科医業を行う場所であって、二十人以上の患者を入院させるための施設を有するものをいう。病院は、傷病者が、科学的でかつ適正な診療を受けることができる便宜を与えることを主たる目的として組織され、かつ、運営されるものでなければならない」

つまり、病院とは「科学的で適正な診療のために組織された運営体」であり、病院という組織が前向きに発展する最大の理由は「公衆又は特定多数人のために医療を行う」ためだというのだ。祖父も父も、この最後の一文の「より特定多数の人のために」、事業を拡大させてきたのだ。

父は、同業者や特定の団体とつるむのを嫌う一匹狼だった。自分が本当に納得しなければ、どんな権威や権力にもおもねることはなかった（私もこの性格を受け継いでいると思う）。だからといって、頑固一徹な堅物ではなく、地域では頼りになる親分肌として慕われる一面もあった。だから、父は京都の町ではそれなりに顔が売れていた。一緒に外出すると「あ、矢野先生や」と、あちこちで声をかけられたのを覚えている。

そうなると周囲も当然、私を「矢野先生の息子さん」と認識するようになる。病院で父の部下となる医師や看護師とすれ違うと、必ず挨拶をされるのだが、その挨拶には「この子が将来、矢野先生のあとを継ぐんやな」という含みがあるように感じたものだ。当然そうだろうなと、今ではわかるが、当時は心地よいものではなかった。

何度も言うが、両親から「医者になれ」と言われたことはない。それどころか「勉強しろ」とすら言われたこともない。ただ、同居していた父方の祖母は正直な人で、「裕ちゃん、お医者さんになったらマンション買うてあげるからね」

と、真顔で幼い私に言葉をかけていた。

祖母にしてみれば、志半ばで亡くなった祖父の夢を、息子と初孫に託したい思いがあったのだろう。それにしても「マンション買うてあげる」には閉口した。

しかし、私は大人の「忖度」に敏感な子で、そうした扱いを受けるのが大嫌いだった。医者の息子というだけで、なぜ周囲から特別扱いを受けるのか？　その思いは何歳になっても私につきまとった。

最初に大人の忖度を感じたのは、幼稚園の頃だった。

京都には夏になると「地蔵盆」が巡ってくる。各町内の祠《ほこら》に祀られた「お地蔵さん」に感謝を伝える行事で、祭りが近くなると町の人が総出で、お地蔵さんの像を洗い清めて、新しい前掛けを着せ、お花や提灯を飾る。町は華やいで賑やかになる。このお祭りでは、町内の子どもにお菓子が配られる。そのときに「あの子は矢野先生の息子さんやから……」と、お行儀よく並んでいる子どもたちを差し置いて、近所の人が私と妹に優先的にお菓子をくれたのだ。

たまたま、祖父、そして父が医師だった。ただそれだけで優遇されることに違和感を覚えた。「なんで大人たちは、ぼくを特別扱いするのだろうか」と、子どもの頃から私は、なんとなくその場をやりすごせばすむことを、自分が納得するまで考えてしまうタイプだった。

とはいえ、そういう対応をされるのは病院内とご近所だけに限られた。なぜだろうと思っていたが、大人になってよくよく考えると、私が通っていた幼稚園には、医師に限らず、弁護士や国会議員など「先生」と呼ばれる職業の子どもたちが多く通っていたからだ、と思い至った。だからみな、平等に扱われていたし、ある意味で共通の育ちのよさを感じていた。どの子も性格がよく、いわゆるいじめなどは一切なかった。自分だけが特別だという驕りは、この恵まれた小さな世界では芽生えなかったと思う。

ただ、子ども心に小さなわだかまりを抱いたまま、私はノートルダム学院小学校という、京都の名門校に通うことになる。

そして、その初日から私は「浮いた存在」になってしまった——。

レールが敷かれた幼少期

その瞬間、目の前が真っ白になって、左足に激痛が走った。

それは、小学校入学直前の家族旅行での出来事だった。毎年、私たちの家族は、父の友人と一緒に、北海道のトマムにスキーに出かけるのが恒例だった。私はあまり得意ではなかったが、この日は、父や父の友人に誘われて、スキー板をつけて慣れないゲレンデに出たのだ。真っ白な雪の坂道を滑るのは気持ちよかった。やがて体も慣れてきて、さらに傾斜のあるコースに出たときだった。私はバランスを崩してそのまま転倒してしまったのだ。

気がつくと、旅行に同行していた父の友人の医師に介抱されていた。「アカン、これ足の骨、折れとるで」――そんな声で我に返った。初めて救急車に乗せられて、近くの病院に搬送された。診断は「左足首骨折」。小学校の入学式は車椅子で臨むことが決定した。

入学式当日。母に車椅子を押されて教室に入ると、車椅子が入るように、私だけ工作用の大きな机が置かれていた。否が応でも同級生の視線を集めることになる。私のその後の学校生活を決定づけるような、スタートからつまずいてしまった幕開けだった。この小学校は、それまで通っていた幼稚園の友人や顔見知りも多く、それが唯一の救いだった。車椅子での生活はしばらく続き、一学期の終わりにようやく松葉杖になった。

小学校では卓球部に入部したのだが、高学年になるとソフトボール部に鞍替えした。理由は簡単である。私は根っからの阪神ファンで、当時、亀山努と新庄剛志の「亀新コンビ」が低迷していた阪神の救世主となっていて、その活躍に憧れたからだった。当時、学校には野球部はなく、仕方なくソフトボール部に入部したのだが、私は運動音痴だったので結局、一度も試合に出ることなくベンチを温める日々が続いた。

その一方、誇らしい思い出もある。小学校低学年の忘れられない出来事といえば、祇園祭の「稚児（お稚児さん）」に選ばれたことだ。毎年、七月に行われる祇園祭は、京都で暮らす者にとって特別な意味を持つ。なかでも目にも鮮やかな装飾を施した33基（現在は34基）の山鉾（山車）が、八坂神社へと続く四条通を進む「山鉾巡行」は、そのクライマックスだ。

お稚児さんは山鉾巡行に欠かすことができない大役である。なぜなら、巡行の始まりは、山鉾の先頭を行く「長刀鉾」に乗ったお稚児さんが、四条通に張られたしめ縄を日本刀で切ることで始まるからだ。京都では「今年のお稚児さんは○○さん」と、毎年メディアに大きく取り上げられる。まさに京都の「今年の顔」になるのだ。

夏の本番に向けて、連日、鉾の上で踊る「舞」の練習が始まった。祇園祭は八坂神社の祭礼として受け継がれているもので、当時はそのいわれなどよく理解していなかったが、大人たちはみな真剣な表情で舞の所作を教えてくれる。

そして迎えた本番当日、初めて祇園祭の着物に袖を通し、お囃子の音色を聞きながら山鉾の上に立つ。通りは黒山の人だかりで、その全員が日本刀を手に持つ私に注目している。何千人もの人々の視線を浴びながら、目の前のしめ縄を無事に断ち切り、山鉾巡行の始まりを告げた。

両親や家族はもちろん、祭りの関係者、そして大観衆から喝采を浴びた。こうして毎年、この伝統が受け継がれてゆくのかと思うと、初めて「自分は京都に生まれたんや」との自覚が芽生えてきた。

しかし、今になって思うと、京都の「今年の顔」には誰でもなれるわけではない。家柄や京都への貢献など、相応の理由がないと抜擢されないのだろう。大人になって母にその経緯を聞いてみたところ、どうやら父がどうしても私をお稚児さんにしたかったことがわかった。そこで祖父の知り合いで、もともと祇園で舞妓をしていたお店のママに頼み込んで、私を推薦したとかしないとか……。なんとも京都らしい話ではあるが、当時、私はそのようなことは何も知らされていなかった。ただ、今にして思えば、京都百年の歴史のなかで、お稚児さんになれるのは百人しかいない。特別待遇を受けていたのだという割り切れない気持ちはあるものの、歴代のお稚児さんに選ばれた人たちとは年齢を問わず仲良くさせてもらっており、大人になってから、改めてそのつながりのありがたさを痛感している次第だ。

洛和会では、祇園祭の期間中、乳幼児や子ども連れの家族がお祭りを楽しめるように山鉾の町内にある矢野医院を「らくわ子どもステーション」として無料開放している。祇園祭は京都を代表するお祭り。天災や感染症、そして戦争などで中断することなく永遠に続いてほしいと思っている。

エリート小学生たちの虎の穴「賢星進学教室」

さて、小学校も高学年になると、中学受験の準備が始まった。京都でも進学といえば「塾」に通うのが当たり前だった。

当時、京都の名門塾として名を馳せていたのが織物の町・西陣にあった「賢星進学教室」だった。地域では「伝説の塾」と呼ばれ、現代の寺子屋とも呼ばれていた。医師だけでなく、弁護士や政治家、そして京都を代表する名家の子女が多かった。毎日、授業が終わる時間になると、周辺の道路にはズラリと高級車が並んだ。

しかし、この塾は「ボンボン」あるいはお嬢さんだからといって、誰でも入れるわけではなかった。入塾には試験があり、合格した者だけが入塾を許される。かく言う私も、一度、入塾試験に落ち、通い始めたのは小学5年生からだ。そのきっかけは、友だちがこの塾に通っていて、どうしても自分も通いたいと思ったからだ。そして、母を説得し、入塾試験のためだけに家庭教師を雇い、特訓させてもらった。試験は地域の会館で行われ、その会場では過去問の冊子が販売されていたほどの人気だった。

この塾を立ち上げたのが、父と同じ洛星高等学校を卒業した塩田賢《まさる》先生である。私はこの塩田先生に大きな影響を受けた。その出会いは衝撃的だった。初めての授業の日、机に座って待っていると、チャイムと同時に白衣を着たハゲたおじちゃんが入ってきたのだ。この人物が塩田先生だった。

この塾は週に数回授業があったが、授業がない日も自習をするために通うのが当たり前だった。私は学校が終わると、そのまま迎えの車で西陣をめざした。そこから夜遅くまでぶっ通しで授業が行われる。塩田先生の勉強法は独特で、徹底的に教科書を丸暗記することから始まる。塩田先生が「ここに線を引け」と指示すると、塾生たちがいっせいに教科書に赤ペンで線を引く。それで「はじめ」のかけ声のもと、その部分をひたすら、千回も二千回も声に出してお経のように暗記するのだ。翌週になると、今度は本当に覚えているか、確認の暗唱テストが行われる。できていないと、こっぴどい雷が落ちる。これを延々と続けるのだが、小学校の5年生、6年生の時点で、教科書を通しで2回、3回と丸暗記するのだ。

このしきたりは賢星進学教室の名物だった。ある時間になると、建物の中から、いっせいに子どもたちの奇妙な声が聞こえる。知らない人は、お寺の「読経」と勘違いしていた。これはこの塾の卒業生の語り草なのだが、よくたとえられるのが「新興宗教に近い（笑）」。その教えを広める塩田先生は、まさに教祖様のようだった。

ただ、塩田先生はユーモアがあって、子どもたちには大人気だった。単に競争意識を煽るのではなく、この塾の特徴は「全員で合格するんだ」という連帯感のようなものがあり、決して居心地が悪い空間ではなかった。確かに塩田先生を筆頭に、異常な熱量を発してはいたが、他人（生徒）のためにここまで応援してくれるのかと嬉しくなった。当時はその気持ちをうまく言葉にできなかったが、私が人生で最初に出会った「ロック」な人だったのだ。

しかし、そこで私は初めて、自分の「成績」を自覚することになる。というのも、毎週日曜日にはテストがあって、その成績が点数を含めてすべて公開されていたからだ。クラスは成績順に編成され、席順もやはり成績によって厳密に決まっていた。これは、子どもにとっては残酷だった。私は3クラスあるうちの底辺クラスで、そのクラスでも最下位から10番あたりをウロウロしていた。つまり、この頃から成績がよくなかったのだ。

これが私の人生における劣等感の芽生えだった。ただ救いは、優秀な成績の子が、そうでない子を見下すような、ギスギスとした雰囲気は一切なかったことだ。例えば、この頃から常にトップの成績だったT君は、私が問題を解けずに困っていると、丁寧にその解き方を私に教えてくれた。だからだろうか、塾に行きたくないと思ったことは一度もない。休憩時間になると友だちとお弁当を食べるのが楽しみだった。ちなみに、T君は超難関の国立大医学部を経て、現在は脳外科医として活躍している。

当時も今も、京都の進学塾がめざすのが洛星中学校・高等学校だった。この通称「洛星」は、関西を代表する中高一貫の進学校で、毎年、地元の京都大学をはじめ、難関の国立大学の医学部へ多くの卒業生を送り込んでいた。京都において優秀な医師や弁護士、政治家は洛星出身が多く、いわゆる「エリート養成所」として名を馳せていた。父もまた洛星だった。

しかし、私は洛星には行きたくなかった。自分の成績では合格できないことはわかっていたのだが、それよりも、父と同じ学校には行きたくないという思いが強かったからだ。無意識ではあるが、エリートである父に対する漠然とした反発が募るようになっていたのだろう。

そして、この頃から私は「自分がやりたいことを全力でやる」という、今に通じる行動原理を確立する。また「お受験」のような熾烈な受験戦争も性に合わなかった。つまり、他人を蹴落として自分が上をめざすような上昇志向は、一切なかったのだ。

結局、大方の予想通り洛星は不合格。母の勧めで奈良にある西大和学園中学校に進学することにした。今でこそ西大和学園中学校・高等学校は、奈良における最難関の東大寺学園と競う進学校だが、当時は無名であった。ただ、学校を見学した母が、生徒たちの元気でポジティブな雰囲気に、これは息子の性格に合うのではないかと思ったらしい。

それはそうと、忘れられないのが塾の「進学先発表」の日のことだ。壁に塾生の進学先が張り出されてゆく。無論、多くのクラスメイトが「洛星」で、その名前が出るたびに歓声が上がった。そして私の番になり、「西大和学園」という名前が張り出される。

「西大和ってどこ？」

その場が少しざわついたのを覚えている。この塾で西大和学園に進学した生徒は、私が初めてだった。この選択がのちに私の人生に大きな影響を与えることになる。

ひきこもり中学生になる

奈良にある西大和学園中学校への進学は、私を取り巻く生活環境を大きく変えることになった。自宅のある京都からは通える距離ではなかったので、1年生から「青雲寮」という学校の敷地内にある寮での生活が始まった。親元を離れた初めての集団生活。不安こそあったが、数日後には慣れた。親に気をつかうこともなく、毎日が文化祭のようで楽しかった。人生で初めて「自由」を手に入れた気分だった。考えてみると、ずっと受験のための塾通いで、一人で遊ぶ時間もなかったのだ。

寮の部屋には二段ベッドが4台あって、一部屋8人での生活だった。

同室のクラスメイトもユニークだった。その一人に、当時、競馬のG1レースで優勝するほどの名馬を所有する富豪の息子がいた。入寮の日、その子は母親に手を引かれるようにして部屋にやってきた。衝撃を受けたのは、その母親の格好だった。見たこともないような毛皮のコート（たぶん何百万もするのだろう）をまとい、絢爛豪華な宝飾品をジャラジャラ身につけていた。

寮生活では、誰がどのベッドを使うかをみんなで決める。それが最初に仲良くなる儀式のようなものだったのだ。その母親は唐突に部屋に入ってきたかと思うと、「はい、あなたはここね」と、勝手に息子のベッドを決めて出ていった。私の家もある程度は裕福な家だったが、本物の「大金持ち」を見たのは、それが初めてだった。

学校ではバスケ部に所属した。当時、『週刊少年ジャンプ』に連載されていた『SlamDunk（スラムダンク）』の影響もあって、バスケ部は大人気だった。私は漫画を読む習慣こそなかったが、米国のNBAには憧れた。当時、「バスケットボールの神様」と呼ばれたマイケル・ジョーダン選手が大活躍していたのだ。しかし、幼い頃から運動が苦手だった。中学に入っても、バスケは上手くなかったが、部活のある日は体育館で汗を流し、休みの日には寮の入口の屋根をリングに見立てて、友だちとシュートの練習に明け暮れた。

共同生活の楽しみは、消灯後に寮を抜け出して、コンビニに買い物に出かけることだった。もちろん、先生に見つかって大目玉をくらったこともある。毎日、友だちと夜更かしをし、寮生活を楽しんだ。

しかし、中学2年の秋頃から、私は「ひきこもり」になってしまう。当時はまだ「ひきこもり」という言葉はなかったので、「不登校」になった、というのが正しいかもしれない。きっかけは、やはり「成績が悪かった」ことだった。

当時、無名だった西大和学園中学校は、学園の高等学校での大学合格実績を上げて、進学校の仲間入りを果たそうとしていて、中学校3年分の授業を中学2年で終わらせるために、猛烈なスピードで授業が行われていた。それについていくことができなかったのだ。とくに数学と英語が苦手で、中間テストはボロボロだった。なんで学校では成績だけで評価されてしまうのだろうか。人間性が否定されるようだった。この頃から自分に劣等感がつきまとうようになる。そして、あの日がやってくる。

当時、週末の土日は寮を出て、京都の実家に戻ることが許されていたが、週末のその日、寮に戻る気持ちになれなくなった。

「学校には行きたくない。休む」

両親は驚いたと思うが、初めてのことなので、無理矢理、学校に行かせるようなことにはならなかった。しかし、一度休んでしまうと、やがて中学校そのものにまったく足が向かなくなり、結果的に中学3年になると、ほぼ自宅にひきこもるようになった。しかも、ただの不登校ではなく、自宅でも自分の部屋にひきこもる生活が始まったのだ。

そうしなければ、自分が一人になれる場所がなかったのだ。実家が診療所ということは、家族以外にも医師や看護師、お手伝いの人など顔見知りが常にいて、日中はそうした人たちの目につくので一切、外出できない。また病院関係者の多くは、とても優しい人が多く、その優しさが当時の自分には辛かったのだ。おのずと昼間は自室にひきこもり、夕方になるとゴソゴソ起き出して、朝になると寝る、というような昼夜逆転の生活が始まった。

もちろん家族も初めての経験で、動揺を隠せないでいた。とくに、忙しい父に代わって私の面倒をすべて見ていた母は、「ひきこもってしまったのは、自分の責任」と思い悩んでいたようだ。その様子を見るのが何より辛かった。家族が寝静まったのを確認して、夜の街を歩き回ったりして気を紛らせた。

そんなある日、父の友人がノートパソコンをくれた。当時、少しずつインターネットが普及し始めていた。そのパソコンには「ウィンドウズ95」が搭載されていて、ネットという、体験したことのない空間にアクセスすることができた。そこで知ったのが、ネットを介して見ず知らずの他人とつながるチャットだった。

ちょうどその頃、NTTが深夜から早朝の通話料を定額とする「テレホーダイ」というサービスを開始。私は毎日、23時になるとネットにアクセスし、チャットを開いた。

そこには、自分と同じような境遇の人もいて、今の自分の気持ちなどを伝え合ったりするようになる。現実とは別のもう一つの世界がそこにあった。私にとって何よりの楽しみは、音楽の趣味が合う人との情報交換だった。「↑THE HIGH-LOWS↓（ザ・ハイロウズ）」「黒夢（くろゆめ）」「X JAPAN（エックスジャパン）」……。これらのお気に入りのバンドは、私のひきこもり時代の癒やしだった。周りからの声をシャットアウトし、常にヘッドファンで彼らのCDを聴いていた。

やがて私は、チャットで知り合った友だちと一緒にライブに行くことに夢中になる。同じアーティストのファン同士で連絡をとり合い、ライブ会場で待ち合わせをするのだ。知り合う多くのファン仲間は大学生や社会人で、自分より年上ばかりだったため、それもまた刺激的だった。名古屋・福岡・東京……。まだスマホがなかった時代、各地のビジネスホテルが載ったガイド本を探し、ホテルに電話して部屋を予約した。時間だけはあり余るほどあったので、毎週、ちょっとした旅行に出かけているようでワクワクした。チケット代と旅費はすべて親が出してくれた……。

さすがに、そんな生活を続けていると、とくに父との関係がギクシャクするようになった。学校に行かず、ひきこもってネットばかりやっている息子に、きっと父は言いたたいことが山ほどあっただろう。ただ、父に声をかけられても当時の私には何も響かなかった。「わかったか」と言われ、反論するのも面倒で「はい」とだけ答え、あとは無言の日々が続いた。

ライブに行ったり、チャットにハマったりしてはいたものの、それでも、この頃の私は沈んでいた。他のことは何もする気力がなく、昼夜逆転した生活で、ずっと天井を見ているような毎日だった。

この状況がいつまで続くのだろう。そう考えると怖くなった。「学校に行っていない」という罪悪感は相当なものだった。こうした生活が1カ月、3カ月、半年……と長引くうちに、もはや学校に行く理由もきっかけも失った。

「なんで学校に行きたくないのだろうか？」

もちろん、成績のことは大きな理由の一つになっていたことは間違いない。ただ、友だちとの関係は良好で、「元気か？」と、様子を気づかってくれるファックスが友だちからよく送られてきた。このとき、私の担任だったのが今村浩章先生で、奈良から京都まで何度も足を運んでくれた。それでも、当時は会いたくなかったので、会話を交わすことはなかったが、ただ「守ってくれているんだな」という安堵感はどこかにあった。今村先生は折に触れ、私のことを気にかけてくださる存在になる。

二度目の中学3年生

長いトンネルから脱することができたのは、意外な人物の言葉からだった。

京都には実に三千を超える寺社がある。祇園祭もそうだが、京都に暮らす人にとって信仰は切っても切れない関係にある。昔から「困ったときの駆け込み寺」といわれるように、神社仏閣は京都人にとって心の拠り所でもある。私の父が頼ったのは、比叡山の阿闍梨《あじゃり》様だった。阿闍梨とは厳しい修行を経て徳を積んだ僧侶のことで、「弟子を導く僧侶」という特別な階級の僧侶のことだ。


その日、父の運転する車に乗せられて、比叡山へと向かった。車の中で会話はほとんどなかったと思う。右に左にカーブする山道をたどってあるお寺に着くと、袈裟姿の僧侶が出迎えてくれた。それが阿闍梨様だった。その人は父と私の話を聞くなり、あっさりとひと言、こう言い放った。

「行きたくなかったら、行かんでよろし」

私は、なんらかの説教をされるのかと思ったのだが、実に明快なひと言だった。当時、私の人生において「優秀な中学・高校を経て、有名大学に行く」のが当たり前だったし、医者の息子として生まれた自分は、他人よりも人一倍優秀であるべきだと、そう思っていた。だからこそ、その当たり前ができない自分を忸怩《じくじ》たる思いで責めていたのだ。

「やっぱり悟っている人はひと味違うな……」

自宅に戻る車の中でそう思ったのを憶えている。実は、私には子どもの頃から常にある問いが頭にあった。

「人はなぜ生きているのだろうか？」

こうした哲学めいた問いについて考えるのが大好きで、京都、いや日本を代表する心理学者で教育学者の河合隼雄先生に憧れ、本を読み漁っていた。当時、河合先生のお弟子さんが、京都大学でやはり哲学の研究をされていて、同じ頃にカウンセリングで足を運んだことがある。そのときも阿闍梨様と同じような示唆を受けた。それは、常識を疑うことが大事で、自分で答えを出すことが重要、というような内容だったと思う。京都大学のキャンパスには自由で穏やかな空気が流れていて、学生が楽しそうに闊歩していた。そんな自由な雰囲気のなかで話を聞いていると、私の心が少し軽くなったような瞬間だった。

京大と比叡山で聞いた言葉に、

「今、自分の置かれた状況は、これ以上悪くなりようがない、どん底にいる。だったら、これ以上悪くなることはないだろう」

そう思った。そしてもう一度、学校に行ってみようと思ったのだ。

学校の先生もそんな私を受け入れてくれた。父は、中途退学することを学校側に伝えたこともあったそうだが、学校側は「一度引き受けた生徒は最後まで面倒を見る」と熱心に父を説得。その熱意に父は心を打たれたそうだ。私は再び、学校へ行くことを決断する。

しかし、私はまるまる1年間、授業を欠席していたので、もう一度、3年生をやり直す必要があった。こうして私は、「二度目の中学3年生」を送ることになる。

当初、自分としては「どん底からの一歩を踏み出せた」と喜んだのだが、人生はそう簡単には好転しない。1学年下の後輩とクラスメイトになったのだが、当然、居心地はよくなかった。当時、中学で留年することそのものが珍しく、何か特別な事情があったのだろうと詮索もされた。結局、私は浮いた存在になってしまい、またもや早々と学校に行かなくなってしまったのだ。

ただ、二度目ということもあって、自宅で授業や試験を受けるという条件で卒業はさせてくれた。そして進学先は西大和学園高等学校。この高校は、中学から入学した内部進学組と高校から入学した外部進学の生徒が混合せずに、分離したままクラス編成される方式なのだが、学校側の配慮もあって、外部進学生扱いで進学をさせてくれた。

心機一転、新しい環境での高校生活は順調にスタートした。

寮生活には一度挫折したこともあり、やはり不安があった。しかし、京都の実家から通うには遠すぎる。そこで私は一人暮らしをすることを決める。大阪の天王寺のマンションを借りてもらって、そこから学校に通うことにしたのだ。このとき、学校側でこの特別な措置を計らってくれたのが、中学の担任の今村先生だった。今村先生は同じタイミングで、西大和学園高等学校の教頭に就任されたのだった。

高校に入り、これまでとはまったく違う人間関係のなかにいると、中学時代の自分がウソのようだった。高校生になって振り返ってみると、自分がひきこもっていた理由のなかに「人間関係」という要素はまったくなかった。本来の同級生も、年下の同級生も、直接的にいじめを受けたことはなかったし、それどころか、学校に来なくなった自分をいつも気にかけてくれていた。今でも中学時代の友人とは仲良くしているし、学校生活そのものはむしろ楽しい思い出のほうが多い。

高校生活で、のめり込んでいたのはバンド活動だった。街のライブハウスを借りて、友だちとライブをするのだ。私の担当はボーカルだった。本当はボーカルとギターをこなすのがカッコイイのだが、ギターは練習をしてもうまく弾くことができない。結局、これも挫折して、ギターは友だちに譲り、ボーカルに専念した。

バンドのマネージャー的な仕事も率先してやった。スタジオに電話して練習場所を押さえ、ライブのときには進行はもちろん、受付から打ち上げの焼肉店の予約までこなした。ボーカルを志望するからには、目立ちたがり屋の側面もあったが、裏方の仕事も全然、苦にならなかった。仲間が楽しそうにしている姿を見るのが、一番幸せだった。

だからそんな私が、中学時代、学校に行かなくなって自宅にひきこもっていたという事実は友だちには信じがたく、その理由も理解できなかったと思う。

リーダーの芽生え　元ひきこもりの生徒会長

高校2年生のとき、突然、私が生徒会長に立候補したことで、周囲は驚いた。「え、あのひきこもりが生徒会長!?」。そう思った友人も多かったのではないか。ただこの決断は、誰かにやれよと言われたわけではなく、自らの意志だった。

「もう、人生のどん底にいるんだから、あとは上を見て飛び上がるしかない」

そんな心境だったように思う。

意外に思うかもしれないが、私は自分の内面に抱える劣等感とは別に、集団の先頭に立って組織や社会をよい方向に導くことには、幼い頃から興味があった。正義感も強く、小学校の頃はいじめを目撃した際は、いじめられている子をかばって、仲裁に入った。誰かを助ける側に立つのは、自分にとって自然なことだった。それは母からの教育もあったと思う。母は幼い頃から私にこう言い聞かせてきた。

「あなたは恵まれている立場にいるのだから、人を助ける側に必ず立ちなさい」

この言葉は、私の人生の大きな指針となっている。

その意味で、幼い頃から「医師」とか「医療」よりも、「政治家」とか「リーダーシップ」に興味があったのだと思う。

私が中学生のときにいた青雲寮の寮生は、ユニークな生徒が多く、その寮生のなかで誰もが認めるような人が生徒会長になるのが慣習だった。もちろん、成績は優秀。運動部などのスポーツ分野でリーダーシップを発揮している生徒が選ばれる傾向にあった。ただ、受験最優先の学校なので、生徒会の活動そのものはそこまで活発ではなく、校内や地域のクリーン活動などが主な活動だった。

立候補者は全校生徒の前で演説をしなければならない。上の学年の生徒会長候補の公約は「学校の校則や制服を変える」というもので、演説の途中で突然、「あっ！」と講堂の後ろを指さし、生徒がいっせいにその方向を振り向くと、「このように人を統括する能力が私にはある」と言って笑いをとった。まるでお笑いタレントのように、全校生徒をあっと言わせるようなスピーチをするのが、この学校の伝統だった。

一方の私は、自分が生徒会長選挙に出たときに何を話したかはまったく記憶にない。友人曰く、「選挙で選ばれたといっても、生徒会長の公約をそのまま学校が受け入れることはない。制服を変えるという公約一つとっても、いろいろ〝大人の事情〟もある。

だから、もっと具体的な改革をします」といった、まるで政治家を思わせるような現実的なスピーチをしたそうだ。また、病院の息子だからというわけではないが、「手提げ鞄は成長期の若者の健康な体の発育に負担をかける。背負い型の鞄に変えよう」なども訴えたらしい。本当にこれを真面目に発言したのだとしたら、恥ずかしくて頭を抱えたくなる。

しかし、結果は私が生徒会長に選ばれることになった。

今思えば「子どもの遊び」のような選挙だが、「組織や集団を今よりもよいものにしたい」という、その改革意識は父の影響だと思う。父は祖父と同じ医療従事者だが、考え方はまったく異なっていた。祖父はどちらかというと臨床の現場を大切にし、常に患者と向き合うことを何より大切にした。

一方の父は、臨床の現場も経験しているが、単に地域病院を運営していれば満足、という人ではなかった。医療を通じて地域社会、そして日本に貢献するという大きな夢を描いて、組織を拡大することに尽力した。自分のことよりも、地域のこと、京都のこと、そして日本のことを大きな視野から考える人なのだ。

私の性格はどちらかというと父譲りだった。父も高校のときに生徒会長を経験している。その話を子どもの頃から聞いていたので、潜在的に「自分もやる」という気持ちがあったのかもしれない。

さて、楽しかった高校生活も、大学受験に向けて本格的な追い込みが始まる3年生になると一変した。授業以外に朝の補講、週末には学力テスト。東京大学や京都大学など国公立の医学部などを志望する者が多く、校内はピリピリとした緊張感に包まれた。

そんな折も折、私は授業についていけなくなる。学力テストでも思うような成績を残すことができない。自分一人だけ人生の目標が定まらず、周囲から見ても私が落ちこぼれていることは一目瞭然だったに違いない。自分だけが、難関大学へ進学というレールから外れている自覚があった。そうなると、またぞろ劣等感がこみ上げてきて学校を休みがちになる。

この頃、私はある決断をする。

「国立大学は受験しない。センター試験も受けない」

私はそう宣言した。もちろん、その時点でクラスメイトが志望するような国立大学合格に必要な偏差値にはほど遠かった。私は国立志望のクラスにいたにもかかわらず、相変わらず英語と数学が苦手だったのだ。

予備校の「東進ハイスクール」に通い出したのは、この頃だ。西大和学園高等学校は「学校の授業だけで大学に合格させる」のがモットーだったので、周囲に塾に通っている生徒はいなかった。ただそうも言っていられない。当時は必死だったと思う。

東進ハイスクールで出口汪《ひろし》という名物講師に出会った。私はいっぺんにその先生の大ファンとなった。担当は現代文・小論文。この出口先生は受験のエキスパートでありながら、その授業は単に受験のためのテクニックを教えるようなつまらない授業ではなかった。

出口先生は、問題の答えを教えることはしなかった。例えば現代文であれば、出題されている文章の歴史的背景をじっくり考えろ、と言うのだ。大学受験においては遠回りに思えるやり方だが、出口先生は物事を深く理解することで、「考える力」＝「論理力」が養われ、論理的な思考ができるようになる、そうすれば現代文はもちろんのこと、あらゆる科目の成績がアップする、というのが持論だった。

出口先生は代々木ゼミナールの元講師で、その後、東進に移籍。「入試現代文界のレジェンド」と呼ばれ、伝説の講師としてその名を轟かせることになる。現代文指導に初めて「論理」を持ち込んだといわれ、「いつやるの、今でしょ」で、一躍人気者になった林修氏が台頭する以前は、絶大な人気を誇った。当然、他の講師はみな、最短距離で答えにどうたどり着くかをロジカルに教えていた。けれども、受験そのものに意欲がない私にとって、その「背景を考える」という出口先生の本質的な授業は刺さった。

私が大事にしている「物事を大局でじっくり考える」という思考は、出口先生に教わったものだ。

消去法で医学部受験を決める

将来、医師になると決めたのはこの頃だった。

手元に中学受験のときに通った賢星進学教室の卒業アルバムがある。興味深いのは、ここに「将来の夢は、賢星で初の総理大臣になる」と私が書いていることだ。「医者になって多くの人の命を救う」とは書いていない。つまり、小学校卒業の頃の私は自分が医師になる、という意識はなかったということだ。

中学時代からひきこもっていた私は、とにかく本を読んだ。自宅の近くに書店があって、毎日のようにそこに通っていた。両親も本が大好きだったので、惜しみなく本を買わせてもらった。今考えると大きな財産だ。

この頃に買って、その後、何度も読み返していた本がある。それは、小沢一郎氏が著した『日本改造計画』（講談社）。当時は、小沢氏は自民党を離党して新政党を立ち上げ、細川（護熙《もりひろ》）連立内閣が誕生するという激動期だった。小沢氏は自民党で幹事長まで務めた重鎮だったが、当時の執行部と激しく対立。自ら離党し新党を作り、それまで敵対していた野党と連立を組むという、まさに「政界再編」を仕掛けた中心人物として脚光を浴びていた。小沢氏の『日本改造計画』は72万部を売り上げる大ベストセラーとなり、京都の書店でも平積みにされていた。私は当時、頻繁にテレビにも登場していた小沢氏の行動力に憧れていた。

その後、政治家の本を読む機会はなかったが、私が入った中高一貫の西大和学園の創設者は、奈良出身の政治家で、衆議院議員を6期務め、後に自由民主党総務会長に就任した田野瀬良太郎氏だった。高校時代、年に数回、その田野瀬氏が学校に来て、特別授業をすることがあった。政治に興味があった私は、その授業で「派閥は必要だ」と主張していた田野瀬氏に対し、手を挙げて質問した。「誰か一部の人間だけで物事の方針を決めるのはおかしい」と。それに対して田野瀬氏は、「政治は地域で働く人、暮らす人のためのものだ。そのためには、同じ志を持った仲間が集まって、どうすれば地域の人々のためになるかを議論する場が必要だ」と、私の質問に熱っぽく答えてくれた。

そして、最後にこう告げたのだった。

「いつか東京に来たら私の事務所に来なさい。いつでも歓迎するから」

実際、大学進学で上京した私は、この田野瀬氏の言葉を真に受けて、永田町の議員会館に訪ねていくことになる。ただ、何がなんでも政治家になりたいとは思ってはいなかった。そもそも、政治家とはどんな職業かも、この時点では具体的に頭に描けてなかったのだ。

政治家以外に憧れたのがホテルマンだった。観光都市・京都には一流ホテルが軒を連ねている。幼い頃から病院の記念行事は、そうしたホテルの大広間と決まっていた。身だしなみの整ったホテルマンの仕事姿はとてもカッコよかった。ひきこもり時代には全国のビジネスホテルを転々としていたこともあり、人種や世代を超えて、多くの人々が行き交うホテルは憧れの場所だった。

私は自分の長所を人から尋ねられると、「ホスピタリティーがある」と答えていた。実際、子どもの頃から「おもてなし」が大好きだった。誰かに何かをしてあげることで「ありがとう」と感謝される。その家族や友人の喜んだ顔を見るのが何より好きだった。

この性格は完全に父の影響だ。父は優しくて人に好かれる性格で、忙しくても、ちょっとした気づかいを忘れない。母の誕生日には必ず花束を買ってきて「おめでとう」と言って手渡していた。母ばかりではない。友人・知人の誕生日には、必ず祝福の電話を欠かさなかった。その血を私も受け継いでいる。今考えると「ホスピタリティー

（hospitality）」の語源はラテン語の「ホスピス（hospes）」であり、同根語に「ホスピタル（hospital＝病院）」がある（ホスピスも、終末期の苦痛緩和を目的とした医療施設のことをいう）。その意味でも、もしかするとホテルマンは向いていたのかもしれない。

けれども難題があった。ホテルマンなど観光業に携わるには、自分が不得意な英語を克服しなければならなかった。それに、高校卒業後、一流ホテルに就職するという選択肢もあまりピンとこなかった。だから、早々にその夢は諦めてしまった。

結局、家業を継いでほしいという周囲の期待もあって、学力はなかったものの、現実的にめざす進学先は消去法で医学部になったというわけだった。

医学部受験を決めたものの、私は自分が父のように、専門医となって患者の手術をする姿は想像できなかった。ただ、病院の「経営」には多少なりとも興味があった。

実は私は、高校時代から日本経済新聞の愛読者だった。昼休みになると、一人で日経新聞を広げて経済や政治などを読むのが日課だった。そんなことをやっているのは、クラスでも私だけだった。当時、日本経済は「日本列島総不況」と呼ばれるほど厳しかった。完全失業率が過去最低を記録するなどして、多くの中小企業が倒産に追い込まれていたのだ。私が注目したのは、そんな不況下でも経営者の手腕一つで大成功を収める企業だった。私は、成功を収める経営者がどんな人物なのか、どんなリーダーシップを発揮しているのか、どんなことを語っているのか、などに興味津々だった。

当時、注目されていたリーダーシップを発揮する人物には、ソフトバンクを立ち上げた孫正義氏、居酒屋チェーンで大成功を収めたワタミの渡邉美樹氏、日本電産（現ニデック）創業者で平成の名経営者ランキング1位となった永守重信氏などがいた。高校時代から現在に至るまで、私はこうした時代の挑戦者らの講演会に積極的に足を運んだ。私は思い立ったら、九州だろうが東京だろうが、すぐに行く。そして、講演会では最後の質疑応答のとき、必ず真っ先に手を挙げて、講師に質問をしていた。

ハマったのは日本人経営者ばかりではない。音楽が好きだった私は、英国の実業家のリチャード・ブランソンの生き様に没頭した。趣味で始めた中古レコードの通販で成功を収め、のちに世界的なレコード・レーベル「ヴァージン・レコード」を創設し、さらに「ヴァージン・アトランティック航空」を設立する人物だ。

彼の忘れられないひと言がある。

「自分が得意なことで秀でようとすることが大切なんだ。自分の限界ばかりを見て、自信を失ってはいけない」

中学・高校と劣等感に苛まれていた私は、こうしたリーダーの言葉に何度も救われた。

そして、あるとき、私は自分がハマる人物には、ある共通項があることに気がつく。彼らはみな「ロック」なのである。世間の常識に背を向け、挑戦し続ける。常に「反逆」「反抗」の精神を忘れない。こうした型破りでロックな人生に惹かれたのは、私自身が中途半端に甘やかされて育てられたボンボンだということを裏づけていた。

どうすれば、自分は劣等感から解放されて成長するのだろうか。

私はそのことばかりを考えるようになる。やがて、思想家で知られる中村天風《てんぷう》氏による自己啓発書にも没頭するようになった。ちなみに、京セラの稲盛和夫氏も中村氏を心の師として尊敬していた。

こうした本を読みながら、自分の進路について考えた。

けれども、具体的に思い描ける職業は、幼い頃から見ていた医師の道しかなかった。とはいえ、自分が祖父や父のように、実際に臨床医として患者と向き合うイメージが湧かない。それに、今の自分の学力で合格できる医学部は限られている――そう考えると、まずは自分の学力に見合った大学の医学部に進学して、最低限の医療の知識を身につけたうえで、病院の理事長だった父の手伝いをするのも一つの選択かもしれないと思うようになった。それに、医学部は一発で合格できなくても、数年の猶予はある。

よし、消去法で医学部だ。そう割り切った途端、ムクムクとやる気が湧いてきた。

どのような理由であれ、家族は医学部への進学を決めたことを喜んでくれた。とくに母は、人一倍喜んでくれたと思う。中学でひきこもりになって以来、母は私の進路に口を出さなくなっていた。本音では「医学部に行ってほしい」「あとを継いでほしい」と思っていたはずだ。ひきこもりは自分の育て方に原因があったと思っていた母は、私と同じ頃、自身もカウンセリングに通っていたという。そこでのカウンセラーとの対話で、徐々に心境が変化したと聞いた。

「必ずしも医学部を受験させなくてもいいんじゃないか」

「子どもの人生は子ども自身が決めたらいい」

そう考えるようになって、母は私の進路に口を挟まなくなったのだ。

一方、父からはこう言われていた。

「大学に行きたくないなら、行かなくていい。行きたいのであれば国立でも私立でもどこでもいい。金は出してやる」

つくづく、私は甘やかされて育ったと思う。父もまた「行かなくてもいい」と言いつつ、本音では自分のあとを継いでほしい、という思いがあったに違いない。

ある日、そんな父に私はこう切り出した。

「東京の帝京大学医学部に行く」

父はその選択を歓迎してくれた。父は昭和大学医学部の出身なので、大学時代は京都を離れて、東京で生活をしていた。京都や大阪は大都市であっても、日本の中心である東京には敵わない。東京でしか得ることができない経験があることを父は知っていたのだ。

こうして、家族も私の選択を後押ししてくれた。

当時の私は自分の成績を冷静に分析していた。そして、頑張ろうとしても、人より集中力に欠け、最後までやり切ることができない自分の性格も理解していた。だからこそ、もし無理矢理、「医学部に行け」と家族からプレッシャーをかけられたら、絶対にその指示には背を向けていたと思う。道がよい方向に開けたのは、自分で納得して医学部受験を決めたことだった。

ただ、現実を考えると、国立大学の医学部への進学は無理だということもわかっていた。だから、狙うのは私立一択。国立進学希望者ばかりのクラスで私が「センター試験は受けない」と宣言して周囲を驚かせたのには、こうした事情があったのだ。

当時、周囲にも医学部進学をめざしている友人がいた。彼らの第一志望は国立大学の医学部。その目標に向かってセンター試験対策に余念がなかった。けれども私は、自分の実力を考えると、同じことをやるのは無意味だと思った。何しろ時間がないのだ。「そもそも勉強ができひんのに、無理して国公立の医学部めざすより、今の実力で受かる私立の医学部があれば、そこをめざせばいいんじゃないか」

私はそう割り切っていた。そうなるとめざす大学はかなり限定される。その一つが帝京大学医学部だったのだ。帝京の医学部は名は通っていたが、当時の私でも合格の可能性のある大学だった。「授業料が高い」ことでも有名だったが、私は授業料など経済的なことを心配する必要はなかった。とてもラッキーだったと思う。

そして、志望校の決定打になったのが「3教科受験」という制度だった。

当時、帝京大学医学部の受験は、「英語」「数学」「物理」「生物」「化学」「国語」のなかから得意な3教科を選択できる制度があった。私は比較的得意な「国語」と「生物」、「化学」を選択。高校3年生になると他の科目には目もくれずに、ひたすらこの3教科を勉強することにした。

困ったのは担任の先生だ。「数学は必要ないので授業は受けません」と私が言いだしたからだ。私は数学の授業中にこっそり生物の勉強をして出席数を稼いだ。当然、数学は追試を受ける羽目になるのだが、友だちが快くノートを貸してくれるなどして、なんとか乗り切った。

こうして、あっという間に受験本番を迎えた。

帝京大学の受験では、一般入試は2回受けられるのだが、2回目でなんとか合格。こうして2001年4月、私は帝京大学医学部に入学するために、生まれ育った京都を離れて、上京することになった。

第2章 劣等感まみれの医大生

暗黒の13年間の幕開け

帝京大学医学部のキャンパスは、東京・八王子にあった。新宿から京王線の特急電車を利用しておよそ1時間。そこは確かに東京都ではあるが、東京を象徴するような新宿や渋谷に比べると明らかに田舎だった。高校時代、大阪で一人暮らしをしていた私にとって、八王子はあまりにも退屈な街だった。生まれ育った京都の街と比べても、だ。

同学年の多くが大学近くにアパートやマンションを借りて暮らしていたが、私が選んだのは「明大前」という駅だった。というのも、東京に進学する際の楽しみの一つが音楽だったからだ。渋谷・新宿はもちろん、当時、若者の街として憧れだったのが「シモキタ」の愛称で知られる下北沢だ。ライブハウスや小劇場が多くあった。実際に駅を降りてみると若者で溢れ返っていて刺激に満ちていた。しかし、住むには家賃も高かったし、あまりにも騒々しく、ここは住む場所ではないと考えた。そこで選んだのが明大前だったのだ。明大前駅は京王線と井の頭線が乗り入れており、八王子には京王線で一本、下北沢には井の頭線一本で行くことができた。

私の大学生活は、引っ越しに次ぐ引っ越しだった。帝京大学医学部は学年によってキャンパスが異なるため、この間、明大前から高田馬場、東新宿、板橋と住居を転々としたのだ。そして、実は私は大学を卒業するために、実質13年かかっている。

「1　2　333　44　5　66666」

この数字が何を意味するか、おわかりだろうか。これは6年制の医学部で、私が進級にかかった年数を示している。つまり、1年生、2年生は順調だったが、3年生を3回経験、4年生を2回経験、5年生こそ1年で進級したが、6年生に至っては5年を費やしている。卒業まで13年。私は出口の見えない長いトンネルの中でもがいていた。中学・高校のひきこもり生活とは次元の異なる、私に言わせれば「暗黒の13年間」だった。

とくに3年生で2回、留年したのには訳があった。1年生は一般教養、2年生は基礎医学なので、割合、授業の内容も楽しかったのだが、3年生になって臨床医学の授業になると身が入らなくなった。なぜならば、そもそも自分が臨床の現場に立っているイメージが、当初から湧かなかったからだ。そうなると当然、進級試験も不合格になる。そして、同期入学の友人が、次々と先に進んでしまう。

「自分はなんで勉強ができないのだろう」

中学・高校時代にも増して大学時代は、とてつもなく劣等感に苛まれた。友人たちはそんな私を助け、応援してくれていたので、相変わらず人間関係には恵まれていた。しかし、肝心の自分が何をやってもうまくいかないばかりか、実習では同期の足手まといになっていったのだ……。

そんな大学時代、私が唯一、楽しみにして出入りをしていた場所がある。それが日本の政治の中心、国会議事堂のある永田町だった。私が中学・高校を過ごした西大和学園の創設者が、奈良選出の国会議員・田野瀬良太郎氏だったことは先述した。

ある日、私は高校時代のあの授業のことを思い出していた。学園の理事長だった田野瀬氏が授業のなかで、「派閥についてどう思うのか？」と議論を投げかけ、派閥は必要だと主張する田野瀬氏に、私が質問をして反論を投げかけた、あの日のことである。

「そういえば、先生は東京に出てきたら、いつでもいいので永田町の国会事務所に遊びにおいでと言っていたなぁ」

当時の私は、大学に行かなければまったくやることがなかった。大学の授業は前期・後期に分かれているのだが、前期の単位が足りず、そのまま休学すると、自動的に後期も休学扱いになり、結局、その年は何もすることがなくなるのだ。時間を持て余していた私は、田野瀬先生の言葉を真に受けて、永田町にある議員事務所をめざしたのだった。

当時は議員会館のセキュリティーも緩く、受付で「田野瀬先生にお世話になった者ですが……」と言うと「先生のお部屋は……」と簡単に教えてくれた。さすがに多少緊張しながら部屋をノックした。すると、秘書の女性の方が丁寧に対応をしてくれた。田野瀬先生は不在。ただ部屋で待機していると、しばらくして先生が笑顔で戻ってきた。

「君は西大和の卒業生か……」

そう言って先生は私の顔をのぞき込んだ。名前を伝えると意外な言葉が返ってきた。

「君は確か授業で僕に質問したことがあったよな。そうそう、派閥政治が必要か、どうかという質問をしてくれたんやったな」

私は驚いた。私は、そのときのことは鮮明に記憶しているが、先生は毎年授業をしているので、私のような生徒は他に何千人もいるはずだ。それなのに、私がどんな質問をしたのかまで、鮮明に覚えてくれていたのだ。今はどこの大学で何をしているんだと聞かれたので、今の状況を隠すことなく伝えた。すると「時間があるんやったら、事務所に顔を出したらどないや。国会の食堂でメシくらいは食わせてやるで」と言ってくれた。

その日以来、私は田野瀬事務所に通うことになる。当然、無償のボランティア。当時、そのような言葉はなかったが、今でいう「インターン」という扱いだ。事務所で何をやるかといえば、基本は雑用で、秘書のおつかいがほとんどだった。例えば、先生が週末に出張するとなると、議員会館内にある旅行会社に往復の飛行機と宿泊するホテルのチケットを取りに行く必要があった。当時、この旅行会社は参議院会館の地下にあった。私は衆議院会館に出入りする通行証しか持っていなかったので、参議院会館にはそのままでは入ることができなかった。このとき、改めて日本には衆議院と参議院があるんだと実感したりした。

また、国会で質問がある前日は、その資料を国会図書館まで探しにいったり、膨大な量の質問のメモをコピーするなどの事務作業に追われた。ときには「これをお隣の先生に届けてこい」と言われ、奈良の柿を届けに行くこともあった。当時は、たとえ所属する党や会派は違っても、同じ階の近所の議員とは普段から親しく付き合いがあったのだ。

事務所には政治を志す西大和学園出身の学生がいた。多くが東大や慶応、早稲田の学生だった。すぐに意気投合して仲良くなった。とはいえ、まだ社会経験のない学生ばかり。だから、事務所の秘書の方には、永田町における「お作法」を教えてもらった。陳情にやってきた地元の関係者や支援者との接し方や、名刺の渡し方一つとっても、立場のある政治家など目上の人に対するやり方は違う、などなど。それでもよく失敗をして秘書の方に怒られてばかりいた。

忘れられないのが、春先のお花見だ。当時、それなりの地位にいる政治家は、付き合いのある官僚を議員個人のプライベートな催しに誘うのが習わしだった。その日、桜で有名な九段下の靖国神社でお花見があり、そこに財務省の官僚が来るというので、私たち数人のインターンが、昼から場所取りと宴席の準備をするように言われた。お金を渡され、これで食べ物を買ってこい、という。当時、学生はみなお腹が減っていた。だから、何も考えずに唐揚げなど腹にたまる揚げ物ばかりを準備した。すると宴会直前に「学生の飲み会じゃないんだから、ちゃんとしたものを用意しろ」と大目玉をくらった。ようはデパ地下などに行き、それなりのお弁当など、ちゃんとしたものを準備しろというのだ。

また、あるときは、秘書の方と外で食事をしながら、何も知らない学生同士で、最近、事務所にこんな人が来たとか、企業の名前を出して何気ない会話をしていた。すると、「どんな場所でも、具体的な企業名を出して話してはいけないよ」と、これまた雷が落ちた。周囲に関係者がいるかもしれないからだ。そうした永田町のしきたりを覚えるにつけ、世界が広がったようで楽しかった。今考えてみると、それは誰も教えてくれない社会人の、それも特殊な世界のマナーを教わった貴重な時間だった。

インターンも慣れてくると、雑用ばかりではなく、田野瀬氏の代理として自由民主党の部会に出席し、その最後列に座って役所の説明を聞く、なんてこともあった。当時、田野瀬氏は財務副大臣。議員会館で留守番をしていると、奈良県の知事や市長がアポなしでふらっと入ってきて、先生にご挨拶したいと名刺を渡されることもあった。そんなときは田野瀬氏の代理として名刺を渡すのだが、ただ渡せばよいものではなく、ありがとうございます、と言って受け取り、田野瀬にのちほど連絡をさせます、としかるべき対応をしなければならない。突然、田野瀬氏の親分であるヤマタクこと山崎拓元自由民主党幹事長がやってきたこともあった。社会人ですらない私にとって、貴重な社会勉強の機会だった。

最も緊張したのは、財務副大臣の代理として参加した、毎年8月15日に日本武道館で行われる、政府主催の「全国戦没者追悼式」に参加したときだ。通常、こうした政府の公式行事に参加するには招待状が必要なのだが、私は「財務副大臣 田野瀬良太郎」と書かれた名刺一枚を持って、当日、武道館へと向かった。天皇陛下が参列されることもあり、当然、千鳥ヶ淵の見渡す武道館の入口で、警備の警察官に「招待状はお持ちですか?」と尋ねられた。私が「田野瀬先生の代理の者です」と言って、懐からその名刺を取り出して見せると、「お通りください」と、敬礼された。

武道館の受付でも、なんのチェックもないまま通ることができた。そして、そのまま「副大臣控え室」に案内されかけた。いくらなんでもそれは場違いだと思い、ドアの外で待機することにしたが……。さすがに政府関係者しか入れないエリアだ。目の前をテレビでしか見たことがない大物政治家が秘書を従えて昂然と歩いている。本番の式典では天皇陛下の数列後ろに参列することになった。一枚の名刺の重みを思い知った一日だった。

こうしたインターン生活は数年間続いた。2年目あたりになると、専用のパスをもらって、議員会館を自由に行き来できるようになっていた。また、インターン以外に、ここで知り合った友人らと「プレジデントクラブ」というお遊びをやっていた。これは、永田町で知り合った同世代の、東大や早稲田などの学生に声をかけて始めた「朝食会」のことで、今でいう「朝活」だ。

当時、永田町では若手議員が中心となって「朝食会」という名の政策研究会を都心のホテルの個室でやっており、それをまねしたものだ。プレジデントクラブと銘打ったのは、いつか総理大臣になろう…という意味ではなく、いつか社会人になったとき、立ち振る舞いで困らないように、という意味だった。当時、ホテルニューオータニの朝食が

3000円。背伸びをすれば学生にも手が届く金額だった。こうして始まった朝食会には、多い日で十数人が集まった。これらの友人は今、政治家、官僚、弁護士、商社マン、社会起業家などとして社会の第一線で活躍している。なかには洛和会で働いてくれている者もいる。当時、無邪気に日本や世界の将来像を語り合い、自分はどうやって社会に貢献できるかを真剣に議論した。私はこの頃から「地域貢献」のようなことを語っていたそうだ。医学部では落ちこぼれの私だったが、ここでは誰もが対等に、先輩も後輩も関係なく夢を語り合っていた。そんな場所は、当時の自分にとってとても大切な場所だった。

ここまで政治にのめり込むと、そのまま政治家への道を歩みそうなものだが、私は、これはこれで「違う」と思った。正確な言葉にすると「自分にはできない」と確信したのだ。というのも、政治家にとって一番重要であり大変なのは、「地元」との付き合いだった。とにかく政治家のもとには、地元からあらゆる要望や陳情が押し寄せる。そのなかには、実現できることもあるが、できないことのほうがよっぽど多い。そうした利害関係をしたたかにやり過ごし、それでいて何か災害などが発生すれば、地元に飛んで帰って、利害関係のある団体や個人を優先して対応しなければならない。

あるとき、地元選挙区の地図をひたすらコピーして、一枚の大きな地図につなげる仕事を任された。何のための地図かと思えば、自分の選挙区のどこに支持者の家や会社があるか、それを一目瞭然でわかるように印をつけ、どのようなルートで回れば最短コースとなるのかをシミュレーションするための地図だったのだ。地図が支援者の「点」で埋め尽くされてゆく……。

「そうか、こうやって政治は回っているんだ」

このとき、自分には政治は向いていないなと思った。

というのも、医療という分野は、誰かとの利害関係で診察や治療を「する、しない」を決めることはできない。そうした利権構造をすべて否定するものではないが、私のやり方とは違うなぁ、と思ってしまったのだ。

国試に受かる気がしない

私にとって最も苦しかったのは、卒業が懸かった最後の6年生を5回経験したことだ。当時、大学は医師国家試験の合格率を上げるため、医学部の卒業試験を厳しく設定する傾向にあった。そのため毎年、6年生で留年する学生が数十人いた。そうなると、そもそも勉強が得意でなかった私は不合格になり、卒業できない——という最悪のループにはまってしまったのだ。

当時の気持ちは、これまで経験したことのないとてつもない絶望感だった。6年生になると、卒業試験が年3回あるのだが、いずれも国家試験を想定した同等の内容だった。試験は「一般問題」「臨床問題」「必修問題」から構成されていて、すべての問題で合格ラインに達しないと卒業はできない。しかし、当時の私の成績はすべての問題で合格ラインには達していなかった。

また、そもそも留年組にはハンデがあった。というのも、毎年、医学の進歩によって、正しい患者の診断や治療法、また、正しい薬の選択など正解が変わっていくのだが、実習のない留年組はそのアップデートを知る機会がないのだ。「本当に合格できるのだろうか」と、疑心暗鬼のなかで焦りばかりが先行した。

とくに2回目の6年生はきつかった。周囲から「頑張れ」と発破をかけられても、机に向かう気力がない。一日中、ネットサーフィンをしながら、気がついたら夜だったなんて日もざらにあった。やがて、本当に起き上がる気力さえも失い、ベッドに横になる日々が続く。

そして、あの日がやってくる。

その日、気分転換に散歩でもしようかなと、自宅近くの明治通りに出た。買い物客で溢れる新宿。ぼんやりと、通りを行き交う人波を眺めているとき、足がフラフラと車道に向かった。通行量の多いその道路には、車が行き交っている。

「このまま進んだら、楽になるかな」

そんな気持ちが一瞬、よぎった。けれども、私はそのまま進むこともできなかった。

そして数日後、私は心療内科の医師に「うつ病」と診断されたのだった。症状は軽かったので、このあと、カウンセリングやクスリによる治療を行うなどして、精神状態は上向きに回復するのだが、人間は追い詰められると、本当に頑張ろうと思っても、何もできなくなることを体で知った経験だった。医師である私が言うのもおかしいが、病気にかかったとき、自分でなんとかするのではなく、専門医を頼ることが重要だと思い知った一件だ。このことは、友人はおろか、家族もほとんど知らない。

いつになっても卒業できない私に、家族も音を上げていた。さすがに諦めて、他の道に進んだほうがいいのではと思っていたのかもしれない。卒業できなくて大学に籍を置いている以上、授業料はかかる。一般的な家庭であれば10年以上もの間、私大医学部の授業料を支払い続けることはできないだろう。これまでどれだけ親に負担をかけてきたのかを考えたら、なんとしても卒業しなければならない。私は帝京大学が提携していた予備校の先生に個別指導をしてもらうことになる。

その甲斐があったのか、2014年3月。晴れてというか、やっとというか、帝京大学医学部を卒業。

入学から13年。すでに私は32歳になっていた。

しかし、医師の道に進むためには、ここからもう一つ大きな試練があった。最難関の国家資格といわれる医師国家試験である。これに合格しなければ、医師にはなれない。

考えてみれば、人の命を預かる職業だから、そう簡単に合格できるわけがない。ましてや落ちこぼれの私だ、どう考えても一発で合格できるはずはなかった。当然のように、卒業の年に受けた最初の医師国家試験は不合格だった。

結局、私は２０１４年から２０１７年までの３年間、医師国家試験浪人をすることになる。途中、さすがに東京暮らしにも飽きて、勉強のためだけに京都に戻った。そこで、同じく国試浪人中だった高校時代の友人と、大学の同級生の弟の３人で一緒に勉強することにした。私の場合、一人だと怠惰な生活に流されてしまうので、同じ目標に向かう仲間がいる環境のほうが、明らかに勉強がはかどった。

そして迎えた２０１６年の春。結果は「不合格」。自己採点でわずか1点差での不合格だった。一緒に勉強をしていた友人の弟は合格。さすがにこのときは悔しくて自分のふがいなさに泣いた。そして、自分にはもう伸びしろがないのではないかと落胆した。

「もう医師国家試験はやめる」

そう周囲に打ち明けた。大学の同級生らは、すでに研修医を終え、実際に病院で働いている者もいた。それに比べると自分はまだ、スタート地点にも立てていない。そんな自分がとことん嫌になってしまった。

だがこのとき、個別指導をしてもらっていたｍｅｄｕ４の穂澄先生に、こう諭された。

「これまでのノートを全部捨てろ。そして、ゼロからノートをもう一度作れ。そうしたら絶対に合格する。ここで諦めるな」

医師国家試験受験にはよく知られた事実がある。初回の試験で合格する確率は90％以上だが、4回目の受験で受かる確率は40％以下というものだ。これが最後の1年と決めて、この年は必死に勉強をした。人生で最も集中して机に向かったかもしれない。

そして、２０１７年春。

4度目の正直で、ついに医師国家試験に合格した。同じく国家試験浪人中だった高校時代の友人も合格。大学時代から5年以上、マンツーマンで面倒を見てくれた穂澄先生と3人で祝賀会を開いた。自分の人生における初めての成功体験だった。

ひきこもりが原因で中学留年。高校こそ3年で卒業したが、6年制の大学の卒業に倍以上の13年もかけた。医師国家試験の合格には3年を費やした。医学部に入学して医師免許を持つまでに、なんと17年の年月が流れ、35歳になっていた。人生はそう計画通りにはいかないものだが、今考えるとよく投げ出さずに我慢できたものだ。

「よく医師国家試験合格までたどり着きましたね。そこまでして医師になりたかったのですね」

そう言われることもあるが、実際は医師に対する特別な執着があったわけではない。普通の人なら大学の学費だけを考えても、途中で諦めてしまうだろう。そこは、私の家が裕福だったからとしか言いようがない。勉強を続けさせてもらえる恵まれた身分で、もし、ここで諦めてしまったら、この先、自分は何をやっても絶対に成功しないだろう。そう思ったのだ。それでも、5度目の挑戦は本当になかったと思う。

医師国家試験に合格した私は、研修医として「帝京大学医学部附属溝口病院」(川崎市)に入職。専門医になるための実践研修が始まったのだった。

内科に配属された研修医の朝は、まず回診前の患者のカルテチェックから始まる。その後、担当医とともに朝の回診。入院している患者の一人ひとりに声をかけ、容体の変化がないか、症状などを聞き取りする。午後は外来研修。次々とやってくる患者の診察の手伝いをする。その合間に先輩医師からのレクチャーや、例えば「レントゲン写真の読影」など専門技師による勉強会も行われる。

研修医の私が配属された溝口病院は、当時、医師国家試験の浪人経験者も多かった。同期は10人。年齢はバラバラ。そのなかでも私はかなり年上だった。

3浪までして手に入れた医師国家資格だったが、最後に病院実習をしたのは大学5年生で、そこから8年ものブランクがあった。つまり、研修医になったものの、現場では自分の技術がまったく役に立たないのだ。患者を前に「研修医ですから」との言い訳は通用しない。何もできない自分に、再び劣等感が襲ってくる。そんなとき助けてくれたのが、同期の一人だった。

「オレの腕をいくらでも使ってくれ」

彼の腕を借りて静脈注射の練習をした。しかし、言うまでもないが、現場は研修医の事情など関係ない。先輩の医師も、最初は「仕方ないね」とあれこれ手取り足取り教えてくれていたが、そもそも、大学時代も熱心に授業を受けていたわけではない私は勘も鈍く、研修が進むにつれ足手まといになってゆく。

そして研修医となって最初の冬。決定的な出来事が起きる。

その日は久しぶりの休日。自分の部屋でボーッとテレビを眺めていたときだった。そのドキュメンタリー番組では、ある小児外科医が取り上げられていた。その医師は「小さな生命を救う最後の砦」と呼ばれていた。他の病院で「もう手の施しようがない」と言われた難病の子どもを受け入れ、これまで、1万件以上の手術を成功させてきたという。そもそも、大人の10分の1ほどしかない新生児の臓器にメスを入れる技術は尋常ではない。

絶句したのは、その医師の医療への向き合い方そのものだった。彼は一つの手術のために、自らの寿命が縮むかと思うほど自分を追い込み、ストイックになる。そして、部屋にこもり、手術のイメージトレーニングを繰り返す。どこにメスを入れて、どのような手順で手術を進め、もし想定と異なる事態に陥ったらどう対処するのか――すべてのリスクを洗い出すまで集中力を研ぎ澄まし、徹底的に自分を追い詰める。

「これが本物の医師だ」

そう思ったとき、自分を支え続けてきた心の心棒がポキンと折れる音がした。そして、自分が彼と同じ「医師」を名乗ることが許せなくなった。自分のどうしようもなさ、至らなさが恥ずかしくなり、すべてを投げ出して逃げ出したくなったのだ。

２０１７年12月。私は研修中断届を提出した。事実上、私の「医師」としてのキャリアは、わずか１年も経たずに終わったのだ。

介護の仕事で初めて得られた充実感

「医師」という肩書きを捨てた私は、なんの肩書きもキャリアもない一社会人となった。改めて自分が何をしたいのかと考えたとき、真っ先に浮かんだのが「介護」の仕事だった。というのも、私は「ホームヘルパー2級」の資格を医学部在学中に取得していたからだ。医学部では介護について勉強することはなかったため、将来、何かの役に立つと思ったのだ。

手始めに、大阪市内のある介護関連の企業に就職しようと思い立った。運よく中途採用の募集があった。初めての就職活動だ。私は学歴とこれまでの経歴を書いた履歴書を送り、面接までたどり着いた。

「医学部を卒業して、医師免許も有している。落ちることはないだろう」

そう高をくくっていたが、結果は見事に不採用だった。おそらく「医師免許を持っているのに、なぜ介護なのか」「研修医を途中でやめているのは不祥事を起こしたからではないか」……など、逆に怪しまれたのだと思う。

「これは、まともに就職活動しても無理だな」

そう直感した私は、父の伝手《つて》を頼って、大阪市内にある「特別養護老人ホーム四天王寺たまつくり苑」に入職することになったのだ。このとき、お世話になったのが、私の生涯の恩人で、四天王寺の執事をされていた健代孝和《けんだいたかかず》氏だ。実は高校時代、奈良の西大和学園高校まで通うために一人暮らしをした際、お世話になったのも健代氏だった。

介護の世界はとても人間的で温かい現場だった。健代氏の計らいで、私が京都の病院経営者の長男であることは、施設長しか知らなかった。色眼鏡で見られるのが嫌だった私は、忖度は一切なしで他の職員と同様に働かせてほしいと、内定の時点で施設長にお願いしていた。

けれども、就職してみるとそんな心配は杞憂だった。介護職の現場は新人の経歴や出自を聞かないという暗黙のルールがあったのだ。実際に、他の職員からあれこれ詮索されたことはなく、非常にありがたかった。

一般的に介護職は若者からは敬遠されがちな「3K労働」と思われている。私が入職した施設は「特別養護老人ホーム」で、介護度が高い「要介護度3」以上の高齢者が主な入所者だった。

一日のスケジュールはこんな感じだ。

朝7時。起床の合図とともに職員は担当入所者のもとへ行く。洗面のお手伝いをしたあと、朝食場所となるキッチンダイニングへ、入所者を車椅子に乗せて移動。朝食中は誤嚥をしないよう注意を払いながら食事のお手伝い。その後、部屋に戻って健康チェック、服薬のお手伝い、おむつ替えなどを行う。そして昼食。午後はレクリエーションの時間があるので、その準備をしながら、家族の面会が入るとその応対もする。一番重労働なのがお風呂だ。週に数回、職員総出で入所者をお風呂に入れる。その後、夕食のサポートをし、入所者が就寝後、一日の振り返りを職員同士で行う。

いやはや、聞きしにまさる重労働だった。朝から晩まで動きっぱなしで、最初の数カ月で体重が10キロ以上落ちた。暑い季節の介護はとくに大変で、シャツをまくり上げ、噴き出す汗をタオルで拭いながらお世話をしていた。

当然、初めてのことばかりなので、おむつの交換一つとっても手間取った。そもそも、排泄のケアをこんなに頻繁に行わなければならないことにも驚いた。介護される方にとって、自分の排泄を他人に委ねることは心理的負担がかかる。なるべく自尊心を傷つけないように、おむつ交換をできるだけ素早く行うのだが、入所者の自立度や要介護度によっても、そのやり方は違う。

また、大人が二人がかりで行う入所者の入浴介護も最初は思うようにできなかった。要介護度の高い方の場合は、専用のストレッチャーを使って、脱衣、洗身、入浴、着衣までをこなすのだが、ベッドから抱き上げるだけでも、かなりの重労働だ。驚いたのは、私よりはるかに小柄であってもベテラン職員の手にかかると、あっという間だったこと。コツを尋ねると、力で体を引っ張り上げるのではなく、自分の体を相手に密着させ、体全体を使って、ひょいと抱きかかえること、というのだが、これが難しかった。

何より新鮮だったのは、目の前に自分を頼りにしてくれる人間がいる、ということだった。もちろん、研修医時代も患者と向き合っていたことには違いないが、明らかに介護の現場は入所者との距離が近かった。入所者の方にはこの場所で最期を迎えると覚悟を決めている人もいて、彼らからすると、職員は「家族」だった。それに、体が自由に動かせないというハンデを抱えているので、些細なお手伝いでも喜んでもらったり、逆に不機嫌にさせてしまったりする。また、各人によって性格やこだわりが違うので、それぞれに合ったケアが必要となってくる。そのためには、直接対応にあたるヘルパーが信頼されなければならない。医療を介して患者に接する医師や看護師は感謝こそされるが、「私、あんた（ヘルパー）のほうが好きやわ」とか言われると、自分がその人にとって、大事な人間の一人になれたんだなと嬉しくなる。

毎日が重労働で、一日の仕事が終わる頃には、これまでの人生で感じたことのない疲労を感じた。けれども、もともと誰かを喜ばせることが好きな性分だったので、入所者の方からかけられる「ありがとう」の言葉が、その疲れを忘れさせてくれた。誰かに「頼りにされた経験」がこれまでなかった私には、それだけで嬉しかった。

私は入所者お一人お一人の名前を暗記し、それぞれの性格や特徴、食べ物の好き嫌いなどを徹底的にメモし、頭にたたき込んだ。

忘れられない出来事がある。それは高齢の方のお風呂の手伝いをしたときだった。シャワーで髪を洗い、その後、ドライヤーで濡れた髪を乾かすのだが、それだけのことで、その人は本当に幸せそうな顔をするのだ。そして、何度も「ありがとう、ありがとう」と、孫ほど年の離れた私に言葉をかけてくれる。ただ髪を乾かしてあげているだけなのに、むしろこっちが恐縮するほどに。高齢になって体が不自由になると、自分で髪を乾かすのもままならない。こんな些細なことが、介護の現場では喜ばれるんだと教えられた経験だった。

また、私は生来の読書好きだが、読書の醍醐味は、「経験したことがないことを知る」ということに尽きると思っている。その読書の醍醐味にも似た「知見を広げる」という喜びを、この介護の現場で知った。施設に入所している人は人生の大ベテランばかり。例えば戦争経験者もいた。そうした高齢者は、大なり小なり認知機能障がいが進んでいるケースが多いのだが、若い頃の忘れがたい経験は必ず覚えているものだ。介護をしながら、そうした個人の物語を聞かせてくれるのだが、それはどんな本よりもリアルで面白かった。

また、専業主婦として半世紀近く家庭を守ってきたある女性からは、日本人ならではのしきたりを教わった。例えば「ヒモを結ぶときは、縦結びをしたらアカン。それは死に装束に用いるもので、普段は使ったら嫌がられるよ」とか。まるで母親のようだった。そうそう、何より鍛えられたのが掃除の仕方。どうすれば窓ガラスがピカピカになるかとか、ホコリを立てずにどうやって掃除するのかとか……。私は介護をしながら、こうした話を聞くのが大好きで、人一倍、入所者の方に気に入ってもらえるようになった。

それは初めて、働くことで充実感を覚える日々だった。当時、私は京都の実家から大阪にある職場に電車で通っていた。一日の仕事が終わるのは夜遅く。それから最終電車に揺られる。今までの私であれば1カ月も持たなかったかもしれない。喜々として職場に通う私の様子に、私の家族や友人たちも驚いたようだ。劣等感に苛まれてばかりの私が、初めて自分を肯定できた現場だった。

私はこの数年後、「洛和会ヘルスケアシステム」で介護部門を担当することになるが、その際、この現場での経験がどれだけ役に立ったことか。

その一つは、介護現場の「デジタル化」だ。そもそも介護の現場は、入所者と職員が一対一で向き合う場面が圧倒的に多い。それは、サービスが担当者の力量や気持ちに委ねられていることを意味する。つまり、ヘルパーの気持ち一つで意図的に手を抜くこともできるし、極端な例だが虐待だって起こりかねない、ということだ。ヘルパーだって一人の人間だ。入居者との相性が悪く、悪態をつかれることもあるだろう。それを未然に防ぐためにも、ケアの実態を可視化し、チームでその負担を分担できれば、管理者もヘルパー個人に、一方的に責任を押しつけるようなことはなくなるだろう。

私は当時、介護の現場に徹底的に足りないのは、「職員を守る」視点だと痛感した。

例えば、就業中にインカムを導入し、リアルタイムに他の職員に応援を要請することができたらどうだろうか。当初の私のように、うまく介助ができない若い職員がいたとしたら、何かトラブルに見舞われたとき、即座に応援を呼び対処できるではないか。

現在は導入が進んでいる動画カメラなどの設置は、各施設で残念ながら多発している虐待を未然に防止する効果がある。確かに通常のコミュニケーションが取りにくい介護の現場では、職員が隠れて入所者を虐待するケースが報告されている。しかし、それを立証するには、入所者、そして職員のそれぞれの証言だけで明らかにするのは困難だ。高齢者は日常的に転倒したり、体をぶつけたりすることも多く、家族がそれを「虐待だ」と指摘するケースもある。

こうしたトラブルも簡単なデジタル化をすることで解決できる。介護職員だった当時の私は駆け出しの立場だったので、そうした改革に取り組むことはできなかったし、そんな余裕もなかった。しかし、この経験が洛和会で生きることになった。

もう一つ、目から鱗だったのが、技能実習生としてやってきていた外国人労働者の存在だった。今でこそ介護分野の人材不足解消のため、政府が国を挙げて技能実習生の受け入れに力を注いでいる（今後、「育成就労制度」に移行する予定）。しかし、当時は「外国人がお年寄りの面倒を見る」こと自体、まだまだ社会に定着していない時代だった。

私が働いていた施設にも、若い男性のフィリピン人が働いていた。私も最初はうまくやれるものかなと思っていたのだが、その若者は真面目で気立てもよく、かつ勉強熱心だった。日本語はそそこだったが、仕事ぶりを見ていると、コミュニケーションは言葉だけではないことを痛感させられた。身振り、手振り、表情を駆使し、ニュアンスを伝える。YouTubeで勉強したという日本の昔の歌謡曲を披露するなどして、彼はとても人気者になった。言葉だけでは伝えられない、心のコミュニケーションが素晴らしかったのだと思う。

私は外国人労働者を見る目が変わった。そして、「外国人だから」という先入観で人を見るのをやめようと誓った。のちに洛和会ヘルスケアシステムでは、就職を希望する者に、性別や国籍を一切問わないことを宣言することになるのだが、その根拠となったのも、この一人の技能実習生との出会いだった。

そんな矢先だった。突然、父からこう告げられた。

「病院に戻ってきてほしい」

実は半年ほど前から父は体調がすぐれなかったようだ。無論、ずっとこの職場に留まるつもりはなかったが、ようやく仕事にやりがいを感じることができるようになっていた。正直、もう少しこの場所で働きたいという思いもあったが、同時に私の大学時代からのビジョンである「病院を経営する」ことの実現に向けて、よいタイミングだなとも思った。

こうして2019年3月、私は「特別養護老人ホーム四天王寺たまつくり苑」を去ることにした。

第3章　洛和会ヘルスケアシステムとは

医療・介護・保育で「街」をおもてなし

父の命を受けた私が「洛和会ヘルスケアシステム」に戻ってきたのは、2019年4月のことだった。初めての出勤日、緊張しながら本部職員の前で挨拶をした。職員は私の経歴はほとんど知らないので、「この人が理事長の息子か……」と興味津々で見ていたように思う。肝心の父は照れもあったのか、そっけない感じだった。

いつかこの場所に戻ってくる。そう思ってはいたが、いざそうなってみると、本来は「ホーム」であるはずの場所が、私には真逆の「アウェー」に感じた。本書の冒頭に書いたように、ほとんどの職員は私のこれまでの紆余曲折を知らない。けれども、「理事長の息子」というだけで、周囲は私を忖度した。自分だけが特別扱いされるこの空気は、子どもの頃、あの地蔵盆のときに覚えた違和感を思い出させた。もちろん、このことは当時、誰にも伝えてはいないが、そんな気持ちで私の副理事長としての日々が始まる。

実家に戻り、家業に携わることとなって、前職の介護施設を世話してもらった恩人であり、父の親友でもある健代孝和氏に、こんな言葉をかけてもらい、私は送り出された。

「ゆうちゃん、最初は口を出さずに、よお人の動きを見るんやで」

つまり、祖父、そして父が作った洛和会ヘルスケアシステムを理解することから始めよという意味だ。よくよく考えると、子どもの頃、父の仕事現場だった音羽病院に遊びに行ったことはあったが、私が中学になってひきこもるようになって以降、父とはあまり会話をしなくなった。また、その後は寮生活、一人暮らしの時代が長く、大学時代は実家に帰ることもあまりなかった。理事長という病院経営のトップに立つ父が、日々、いったい何をしているのか。いや、そもそも、祖父、そして父が作り上げてきた洛和会ヘルスケアシステムとは一体どのようなものなのか、部分的には理解していても、その全体像がまったくわかっていなかったのだ。

「よし、洛和会が運営する全施設をすべて見て回ろう」

私はそう決めて、全事業所を視察することにした。当時、洛和会ヘルスケアシステムには、施設・事業所がおよそ１７０カ所あった。働いている職員は５０００人強。それぞれの施設で朝から晩まで、なかには24時間体制を敷いている部署もある。私は1年をかけて祖父と父が作り上げてきた、このシステムの全容を見て回った。おそらく父も祖父から呼び戻されたとき、同じことをやったのだと思う。すでに述べたように、父はそのとき、意外な感想を口にしている。

「なんてひどい病院なんだ」

それまで先進的な大学病院などしか知らなかった父には、当時の洛和会の医療の質や設備、すべてのことが劣って見えたというのだ。当時は稟議書もなく、ほぼすべてが口頭の決済だったそうだ。そこから父は自分の病院の内部組織の改革に手をつけ、組織のシステム化を図ったという。

一方、私の感想はまったく真逆で、父が作り上げた洛和会ヘルスケアシステムのスケールの大きさに舌を巻いた。何しろ父が目配りしている分野は、医療施設だけでなく、介護施設、保育所、学校などと多岐にわたり、その責任の範囲は数えるとキリがないと思えた。そこに日々、多くの患者や利用者がやってきて、それを各部署の職員が対応している。私の目には各施設で働いている職員が、みな前向きでやる気に満ち溢れているように見えた。また、改めて京都市内を歩いていると、自分でも驚くほど洛和会の関係するクリニックや、介護施設が随所に存在していることに今さらながら気づかされた。洛和会は、まさに自分が育った街の健康に深く貢献しているという手応えを感じた。

先述したように、私は若い頃から誰かに喜ばれることをするのが大好きな性格だった。

だから、ホテルマンの「おもてなし」にも興味を抱き、本気でその道に進もうと思った時期もあった。けれども今、家業をそうした視点で見ると、まさにこの仕事は「医療・介護・保育を通じての街づくりであり、おもてなし」だと思ったのだ。

なぜ父は祖父から引き継いだ家業を、ここまで事業拡大させたのだろうか。矢野家が京都で医業を生業とする原点は、祖父が1950年に開業した「矢野医院」だった。祖父は白衣をまとい、聴診器を首からぶら下げて、毎日、不安や不調を訴える患者とその家族に対応していたという。地域では有名な、頼れる「先生」だった。

たとえ町医者であっても、一つの診療所を運営、維持するのは大変な労力である。しかし、祖父は1軒の診療所では限界がある。もっと多くの患者を受け入れ、京都の医療に貢献したいと考え、「丸太町病院」を開業。そして、それよりもはるかに病床数の多い「音羽病院」の開設に着手した。志半ばで病に倒れた祖父に代わって、その任を引き継いだのが父だった。当時、父は大学病院の脳外科医として働いていたのだが、医師として、まさにこれから臨床の現場で活躍できるという、判断に迷う絶好のタイミングで、祖父に呼び戻された経緯がある。私は祖父が亡くなったあとに生まれたので、生前の姿は知らない。ただ、物心ついたとき、すでに父は、医師の象徴である白衣をまとっていなかった。病院の理事長室で働いている父は、今、私自身がそうであるように常にスーツにネクタイ姿。つまり、現場を優秀な人材に任せ、自分は病院の経営に徹していたのだ。父は私とは対照的なエリートだった。前述のように京都では屈指の名門校、洛星高等学校を卒業し、その後、東京の昭和大学医学部を卒業している。

父に呼び戻されたということは、いつか私がこの洛和会ヘルスケアシステムを引き継ぐ立場になるだろう。けれども私は父のような優秀な人間ではない。これまでに記したように、元ひきこもりで、勉強ができない落ちこぼれで、医学部卒業に13年、その後、4回も国家試験に挑戦し、合格したかと思えば医師の道も挫折……。正直に言って、これまで劣等感しかない人生だった。

あるとき、たまたま家族で外出していた折、屋外で人が倒れたことがあった。その場に緊張が走った。「誰かお医者さんはおられませんか⁉」と呼ぶその声に、私は手を挙げることを躊躇してしまった。しかし、父はいち早くその倒れた人のもとに駆け寄り、応急処置を施していた。父は経営者であると同時に、間違いなく医師なのだ。しかし、私はそうではなかった。父にできることが私にはできない――これこそ、私がずっと抱き続けていた劣等感の正体だったのだ。

病院とクリニックが連携して京都の医療を「面」で支える

ここで改めて「洛和会ヘルスケアシステム」について説明をしておこう。「ヘルスケアシステム」という、この仕組みは、私たちが単に高度な医療技術を有する病院を経営している、という意味ではない。京都の町に病院やクリニックといった医療施設を中心に、介護、保育、健康診断、障害福祉に関する事業を展開し、さらに看護師、助産師を育てる看護学校も運営している。これら業態の総称を「洛和会ヘルスケアシステム」と呼び、それぞれの組織がお互いに関わり合っていることが大きな特徴だ。実際の運営は「医療法人社団　洛和会」「社会福祉法人　洛和福祉会」「学校法人　洛和学園」という、主に三つの法人が担っている。

順番に説明をしよう。まず「医療」の分野である。地域の人々に安心していただける医療をめざし、洛和会ヘルスケアシステムでは、五つの病院と五つの提携クリニック、そして、それに連携する地域医療機関がある。このネットワークで、救命救急、急性期、慢性期、在宅、予防という、京都に暮らす人々の健康を守る一翼を担っているのだ。

この医療の拠点となっているのが、中京区にある「洛和会丸太町病院」と山科区にある「洛和会音羽病院」だ。この二つの病院は主に京都市内、そして、京都市の東に位置する山科区をカバーしている。

洛和会丸太町病院は、地域に根ざした急性期の病院だ。ここでは日帰りできる比較的軽症状の患者を対応する「一次救急」、そして、手術や入院が必要な患者に対応する「二次救急」など、救急・総合診療科が中心となり、さまざまな救急対応を行っている。夜間でも緊急の手術や、カテーテル、内視鏡検査が可能。2014年に京都で初めての「術中画像装置O-arm」を導入し、内視鏡・顕微鏡下での低侵襲手術ができる整形外科もある。許可入院患者数は150人だ。

一方の洛和会音羽病院は、急性期医療とがん治療を中心とした総合病院で、洛和会が有する医療施設のなかでは、許可入院患者数が548人と最大規模を誇る。疾患別の救急体制が充実していて、急性期の脳梗塞、くも膜下出血といった脳卒中、循環器系疾患、交通外傷などの患者が多く搬送される。救命救急センター「京都ER」を併設していて、高度な救急医療を担う「三次救急医療機関」に指定されている。また「京都府がん診療推進病院」として、がんの早期発見から治療、緩和ケアまでトータルに対応。そして、災害発生時、傷病者の受け入れや災害急性期に活動できる機動性のある「DMAT」（災害派遣医療チーム）。の派遣にも対応している。1995年の阪神淡路大震災、2011年の東日本大震災、そして、2024年に発生した能登半島地震など、大きな災害時には医療チームを被災地に派遣している。

この二つの病院が洛和会ヘルスケアシステムの医療の中枢である。京都市民の医療を守る中核病院として、地域住民の安心・安全の砦でありたいと思っている。地域に暮らす人々や患者の立場に立つと、まずこのどちらかの病院に来るなり、搬送されるなりすれば、真夜中に倒れたとしても、一命をとりとめる可能性が高くなる。地域住民の安心・安全の砦でありたいと思っている。この二つの病院以外には、透析治療など腎疾患専門の「洛和会音羽記念病院」、地域包括ケアを支える「洛和会音羽リハビリテーション病院」、透析治療と健康診断に特化した「洛和会東寺南病院」がある。

これら五つの病院と連携しているのは、「町のかかりつけ医」として機能を発揮している診療所（クリニック）だ。祖父が最初に作った「矢野医院」（内科）など、こうした連携クリニックが京都市内に五つある。

これらのクリニックが町のかかりつけ医の役割を果たし、ここでの治療対応が難しい病気や、より高度の治療を必要とする病気、何より緊急の治療を必要とする場合には、丸太町病院など「急性期」の病院の出番となる。これら五つのクリニックと、五つの病院のネットワークを駆使することで、難病など特殊なケースを除く、ほぼすべての分野の病気をカバーできることになる。

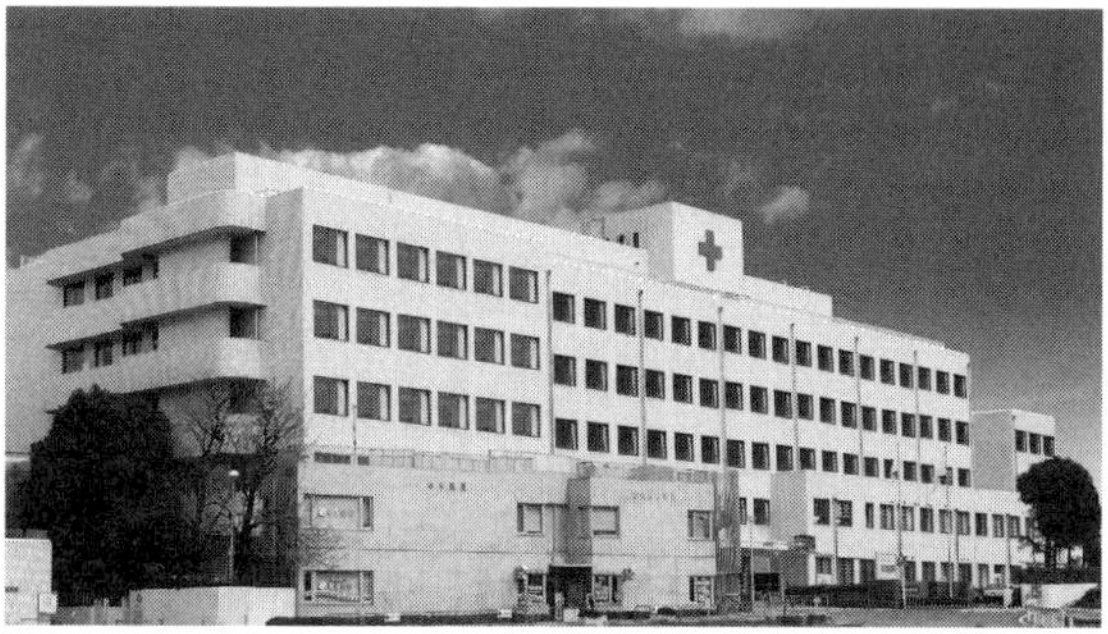

洛和会音羽病院
救急や災害拠点を担う、京滋エリアの中核的な総合病院

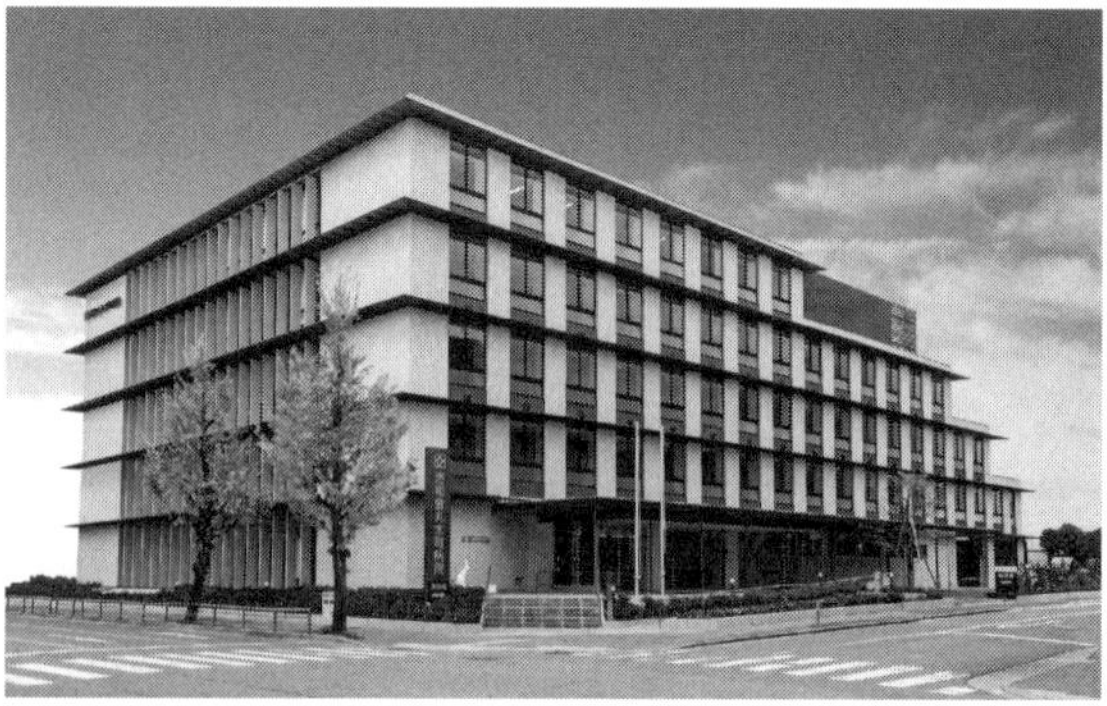

洛和会丸太町病院
緊急かつ高度な医療を提供できる、地域密着型の急性期病院

「第二のわが家」に　洛和会の介護サービスと保育・教育事業

「医療」と切っても切れないのが「介護」である。「洛和会ヘルスケアシステム」では、医療と並行して地域の介護サービスの充実にも力を入れている。私も副理事職に就く前は、介護の世界で働いていたが、その仕組みとスケールはまったく違う。一つの施設を運営するだけでも大変だが、いくつもの施設が同じ洛和会の病院などと連携しながら、利用者が安心できるサービスを提供している。これは、一朝一夕に実現できるものではない。１９８２年、父が最初の医療介護サービスセンターを病院内に設立してから、およそ40年。その年月の積み重ねのなかで、このサービスが京都の町に根づいていったのだろう。

洛和会ヘルスケアシステムの介護の基本方針は、「利用者がご自宅での生活と同じように過ごすことができる、利用者一人ひとりの実情にあった個別介護」の拡充である。それに加えて、24時間体制で医療部門のバックアップがあることで、医療ノウハウを生かした介護サービスを提供できる。この「医療」と「介護」の地域における連続性は、洛和会の大きな強みだと改めて痛感した。

介護サービスのなかでも、暮らし慣れた地域で、質の高い自立した生活を送るための拠点となるのが京都市内に17カ所ある「医療介護サービスセンター」だ。自宅で生活をしながら介護サービスを受ける方のために、常にケアマネージャーが在駐し、日常生活の支援や介護・医療面での相談に乗っている。また、主治医と連携し、看護師が各家庭を直接訪問して、体調管理や薬の飲み方の助言も行う。

このサービスセンターが司令塔となり、例えば医療処置や、リハビリ、入浴などの手助けを行う訪問看護のための「訪問看護ステーション」、各家庭にホームヘルパーが訪れ、身の回りの世話をする「ヘルパーステーション」、また、食事や入浴、機能回復訓練などのサービスを行う「デイセンター」を展開している。最近では、(株)ポラリスの森剛士氏が提唱している「自立支援型介護メソッド」も新たに取り入れ、利用者が要介護状態を「卒業」することもめざしている。そして各部門の専門チームが、自宅で日常生活を送る利用者が必要な介護サービスを受けて安心できる、というシステムの充実のために働いている。

「第二のわが家」をコンセプトにした、家庭的な雰囲気で行う地域密着型のサービスの利用も、近年増えつつある。例えば、軽度の認知症のある利用者が、少人数で「ゆっくり、一緒に、愉しく」をコンセプトに支え合って暮らす「グループホーム」や、「通い」「訪問」「泊まり」のサービスを切れ目なく提供する「小規模多機能サービス」がある。例えば、胃ろう注入やインスリンの注射といった医療依存度の高いケアが受けられるサービスも、洛和会の得意分野である。

もちろん、障がいにより介護が常時必要な方のための「障がい者支援施設」もある。常に介護を必要とし、生活機能の維持や健康管理などを含めた「介護老人福祉施設」（特別養護老人ホーム）や、ケアの専門家が日中在住している「高齢者住宅」なども運営している。

医療と介護のサービスを通じて、どうすれば高齢者が暮らしやすい町になるのかを、洛和会は考えているが、もう一つ大切な要素は、どうすれば子育てがしやすい町になるのか、である。高齢者だけでなく、次世代を担う子どもたちが、健やかに成長できる環境づくりも、我々の大きな仕事だと思っている。

それが、「子ども未来事業」と呼んでいる「保育」の分野だ。保育では大切にしている理念が三つある。それは「個を尊重する」「人間性を育む」「社会とのつながりを築く」だ。私たちは未来を担う子どもたちと保護者が、心から安心して子育てができる地域づくりをめざしている。

京都市内に5カ所、守山市内に3カ所ある「保育園」では、保育を必要とする乳幼児について養護と教育が一体となった保育を行っている。アレルギーや障がい、宗教や国籍に関係なく受け入れを行い、保護者と職員がゆっくりと話ができる時間を設けるなど、保護者支援をはじめ信頼関係の構築づくりを重視している。また、給食においても「みんなで美味しく食べること」を大切にし、8施設全園で自園調理を実施している。食を通して人間関係が深まり、人と人とがつながりあう。「食育」を重んじた豊かな食文化を培っている。毎年、私は京都市西京区にある洛和東桂坂保育園のクリスマスイベントにサンタクロースになりきって訪問しているが、いつも入り口付近から給食の美味しそうな香りが漂ってくる。五感が刺激されるので子どもたちにとって、とてもいいなと感じている。また、洛和会が運営するグループホームなどの介護施設に園児が訪問し、高齢者とのレクリエーションなどを通じて触れ合う「洛和式養老統合ケア」など独自の取り組みも行っている。一人ひとりが思いやりの気持ちと社会性を学ぶ環境を整備している。

もちろん、医療と保育を積極的につなぐ仕組みづくりにも力を入れている。病気の療養中、または感染症などの回復期のお子さんを一時的に専用保育室で預かる「病児保育」も行っている。隣接する洛和会音羽病院の小児科担当医による回診もあるので、安心して病気を抱えた子どもを預けることができると好評だ。加えて、洛和会では医療的ケア児の受け入れも保育施設において行っている。今、医療的ケアが必要な児童は増えており、今後、さらに各施設でも受け入れ体制を充実させていこうと考えている。

これら以外にも、児童館や児童園、学童クラブの取り組みや、子ども食堂もある。また、生活のなかで配慮やきめ細かな援助が必要な児童が、日常生活をよりよく過ごす力を身につけるための「療育」というサービスもある。子ども未来事業では育児支援や次世代育成、そして高齢者との交流を積極的に行い、地域との交流を深めている。

こうした「医療」「介護」「保育」を充実させる最大の鍵となるのが、人材の確保だ。洛和会ヘルスケアシステムの考える、「命への感性を磨き、温かく、存在感のある医療従事者」の獲得は、そもそもこの領域への若者の参入が減るなか、大きな課題である。ただ私の父は、この洛和会ヘルスケアシステムの構想を最初に描いた80年代初頭から、自前の人材教育の仕組みを思い描いていたようだ。

現在、洛和会ヘルスケアシステムには「教育」という部門がある。それが「学校法人洛和学園洛和会京都看護学校」だ。

2025年に移転新設されるこの学校は、洛和会の医療・介護部門が全面的にバックアップし、次代を担う優秀な人材の育成をしている。学科は「看護学科」と「助産学科」で、いずれも洛和会ヘルスケアシステムの施設での臨床実習をはじめ、常に現役の専門医、看護師、技師、薬剤師が、すぐに現場で使える実践的な授業を展開する。入試制度も、推薦や社会人入試、一般入試など多様な方法を取り入れ、幅広い層から入学者を募っている。

保育園で取り入れている「縦割り保育」同様、看護学校でも学生がグループに分かれ、教職員や卒業生も加わる縦割りのクラスで技術を磨いてゆく。もちろん卒業生の多くは、洛和会ヘルスケアシステムの各医療機関に就職するケースが圧倒的だ。

「教育」と対の柱となっているのが「研究」だ。よりよい医療と介護のための先進研究を、洛和会ヘルスケアシステムでは独自に行っている。患者に最も有益な「薬」を見つけるための「新薬開発支援」や、専任の音楽療法士による医療・介護・保育の分野での

「音楽療法」の実践研究。「音楽療法」の実践研修。とくに「洛和会京都音楽療法研究センター」に関しては、全国の医療機関でも音楽療法専門の部署を持っている施設はそもそも少なく、常勤で5名以上の音楽療法士がいる医療法人はおそらくないだろう。

実は音楽療法研究センターの創設者であり、所長の矢野ひとみは私の母である。音楽大学を卒業した母は、洛和会で医療、介護、教育に音楽療法を取り入れ、洛和会京都音楽療法研究センターを設立した。また、医学教育の分野では、米国の連携病院から秀でた臨床医・教育者である「大リーガー医」を招聘し、講演や臨床実習をしてもらうなどして、洛和会における最新医療のさらなるアップデートを毎年、行ってきた。

こうした教育と研究を内部でしっかり事業化することで、とくに人手不足が叫ばれている医療業界において、常に優秀な医療従事者を自前で確保することができている。また高度な技術や先端医療に触れることで、医師としてのキャリアを積みたい職員には、こうした調査・研究に積極的に関わる機会が設けられているのだ。

洛和会ヘルスケアシステム
事業所 所在地

医療法人社団洛和会、社会福祉法人洛和福祉会、学校法人洛和学園の３つの法人を主軸に、京都・滋賀・東京を拠点に、医療、介護、保育、教育といった各領域で社会的役割を果たす総合ヘルスケアグループ。私たちが運営する病院、介護施設、保育施設、関連会社などが連携・協力しながら、地域の人たちの暮らしと健康を支え続けます。

○病院・クリニック　●介護　▲子ども未来　△教育・研究　◇関連・その他

東京

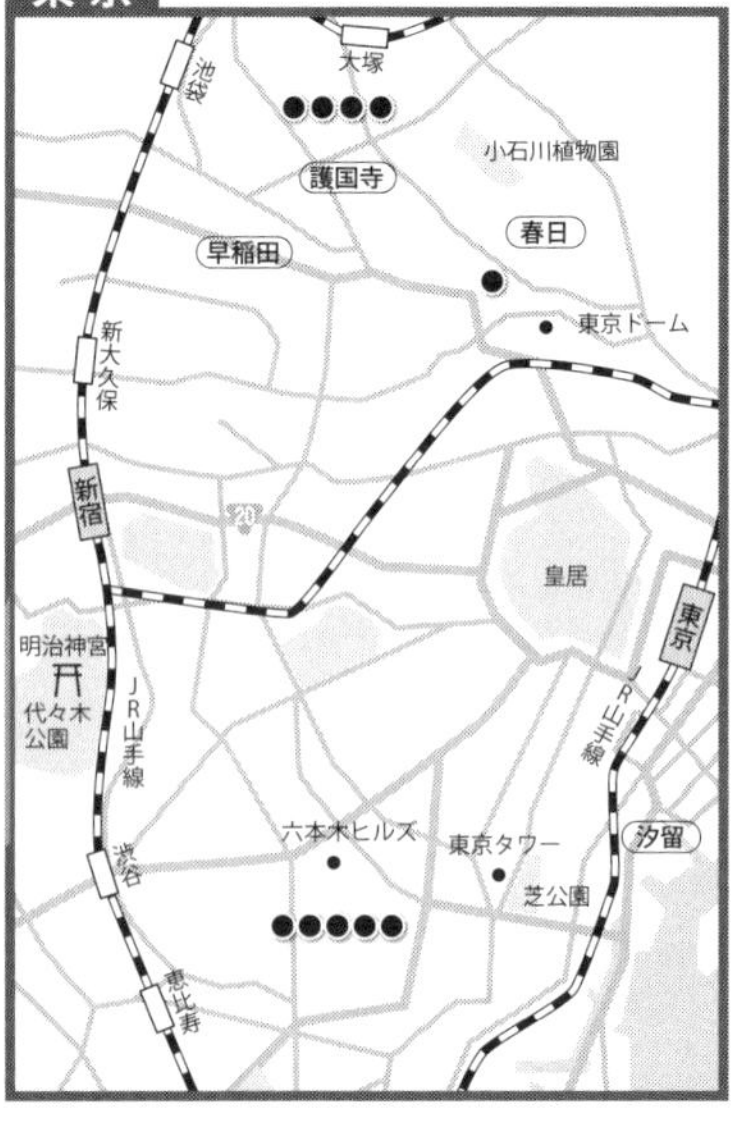

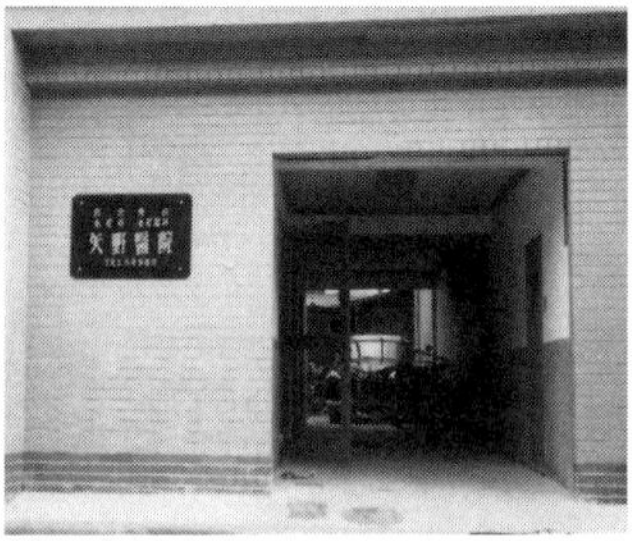

洛和会発祥の地である京都市中京区の矢野医院（1950年当時）。往診を中心として開設され、地域の方々と歩み続けるグループの起点となる。現在は、その理念が、京都・滋賀・東京を中心として幅広く広がっている。

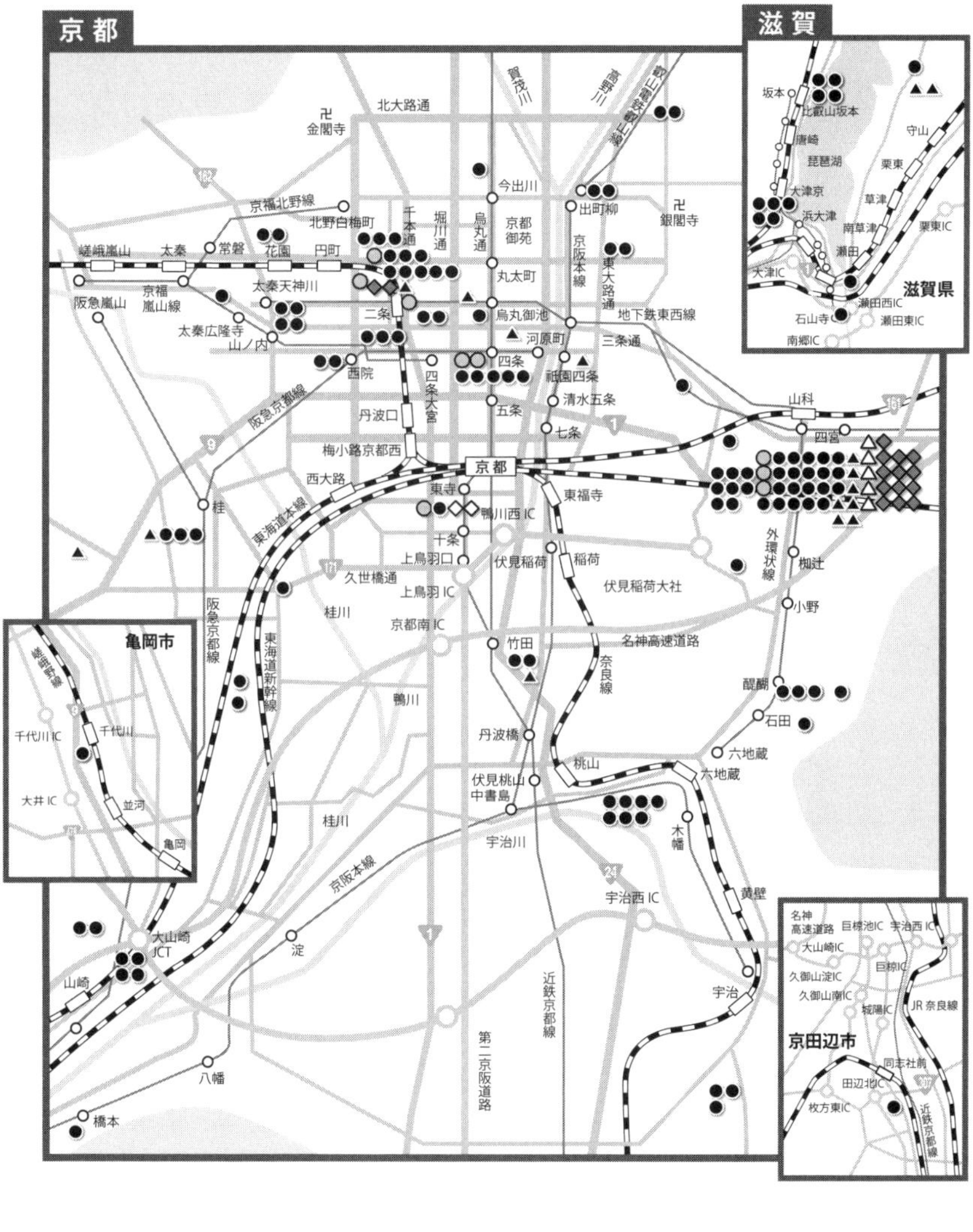
京都
滋賀
北大路通
金閣寺
賀茂川
高野川
叡山電鉄叡山線
今出川
出町柳
銀閣寺
京福北野線
北野白梅町
千本通
堀川通
烏丸通
京都御苑
京阪本線
東大路通
嵯峨嵐山
太秦
常磐
花園
円町
丸太町
阪急嵐山
京福嵐山線
太秦天神川
二条
烏丸御池
地下鉄東西線
太秦広隆寺
山ノ内
河原町
三条通
西院
四条大宮
四条
祇園四条
阪急京都線
丹波口
五条
清水五条
七条
梅小路京都西
京都
山科
四宮
西大路
東寺
東福寺
鴨川西IC
東海道本線
十条
上鳥羽口
伏見稲荷
稲荷
久世橋通
上鳥羽IC
伏見稲荷大社
外環状線
椥辻
桂川
京都南IC
小野
阪急京都線
東海道新幹線
竹田
名神高速道路
奈良線
醍醐
鴨川
丹波橋
石田
六地蔵
伏見桃山
中書島
桃山
木幡
桂川
宇治川
京阪本線
宇治西IC
黄檗
大山崎JCT
淀
近鉄京都線
宇治
山崎
第二京阪道路
八幡
橋本
亀岡市
嵯峨野線
千代川IC
千代川
大井IC
並河
亀岡
坂本
比叡山坂本
唐崎
琵琶湖
守山
栗東
大津京
草津
浜大津
南草津
栗東IC
大津IC
瀬田
滋賀県
瀬田西IC
石山寺
瀬田東IC
南郷IC
名神高速道路
巨椋池IC
宇治西IC
大山崎IC
巨椋IC
久御山淀IC
久御山南IC
城陽IC
JR奈良線
京田辺市
同志社前
田辺北IC
枚方東IC
近鉄京都線

祖父から父へ、「夢、そして誇り。この街で……」

この「洛和会ヘルスケアシステム」の設計図を考えたのは父だった。創業者の祖父が病床数152床（当時）の「洛和会丸太町病院」を開設したのが1967年。その6年後、「医療法人社団洛和会」を設立し、その7年後の1980年に病床数346床（当時）の「洛和会音羽病院」を開設した。この音羽病院の開設と同じ年に祖父は62歳の若さで亡くなっている。

つまり、祖父の代で現在の洛和会ヘルスケアシステムの基礎となる、二つの中核病院は完成していたのだった。そこから父は44年の歳月をかけて、祖父が作った医療の「点」を今度は「面」で展開する構想を描く。そして医療に加えて、「介護」「保育」「教育」を事業化することを決めた。

父は祖父から理事長を継いだ当初、医療法人社団洛和会の会報に次のような手記を寄せている。

「社会環境が大きく変革していくにしたがって、従来は狭い意味での病める人々を対象としていた病院が、今日、予防医学的な活動やリハビリセンターを含む健康のためのセンター的機能として発展し、ますますその対象範囲が広がってゆくことが予想されます」

私はもちろん覚えていないが、当時の日本はバブル景気のとば口にあって、社会そのものが浮かれていたそうだ。空前の好景気を前に日本社会は幸福感に満ちていて、近い将来、「高齢社会」が到来するという予測データはあったものの、その対策について真剣に考える人はそんなにはいなかった。しかし、祖父や父は違った。当時から「医療」と「介護」を両輪とした地域のネットワークが、必ず必要となる時代が来ると考えていたのだ。そうでなければ、日本社会は高齢化の波に太刀打ちできないと考えたのだろう。そのキーワードが「地域連携」だった。

洛和会では伝統的に、新しい何かに取り組むときには、必ず含蓄のある言葉を「旗印」として掲げてきたそうだ。経営の世界でいう「コーポレート・スローガン」だ。祖父の時代は「敬・信・愛」だった。この三つの漢字には、医療従事者が絶対に忘れてはならない志が刻まれているように思う。

そして、祖父から洛和会を引き継いだ父が最初に掲げたスローガンが「メディカル・ルネッサンス」だった。その後、「発展、ともに前へ…」などいくつかのスローガンを経て、2019年、元号が平成から令和に変わるとき、父が掲げたのが「夢、そして誇り。この街で…」だった。そして、こう続く。

「人を助けること、誰かの役に立つこと…。この仕事を選んだときに、一人一人の胸に灯った『夢』があります。そして、その夢に向かって、それぞれの持ち場で努力を重ねる日々。その積み重ねの中にこそ、私たちの『誇り』があります。地域とともに、地域のために…」

よく読んでみると、ここには「医療」の文字は用いていない。この文章は、医療従事者でなくとも、どんな業種の仕事にも当てはまるのではないか。

ところで、ここで登場する「地域」という言葉だが、実は今、医療業界ではトレンドワードになっている。厚生労働省も頻繁にこの言葉を使っている。

なぜ今、「地域」なのか――。

そもそも、日本の医療制度は諸外国と比べても充実している。皆保険制度によって誰でも質の高い医療を受けることができる。また、大病院・中小病院・クリニックなど病院の規模や、内科・外科など診療科を問わず、患者が受診したいと思ったときに自由に受診先を選ぶことができる「フリーアクセス」も徹底されている。

しかし、父が祖父からバトンを受け継いだ１９８０年代と比べると、日本を取り巻く社会状況は様変わりし、社会保障制度や医療制度もまた大きく変化している。「少子高齢化」「働き手世代の減少」「人口の一極集中」「国民の疾患、疾病などの構造変化」「社会保障費の急増」など、問題は山積している。その一方で国内の医療資源には限りがある。これを地域の特性に合わせて、効率的に活用できるかどうかが大きな焦点になっているのだ。

これは医療の分野だけに限った話ではない。介護を取り巻く状況はさらに深刻だ。介護保険制度が開始になった２０００年当初、この制度は「65歳以上の条件を満たす保険者が受け手であり、これを40歳以上が納める保険料と国・自治体の負担で支える」はずだった。ところが、２０２２年3月末の段階で、65歳以上の被保険者数は１・７倍。要介護認定者は３・２倍、サービス利用者は３・５倍と大幅に増加している（厚生労働省「介護保険事業状況報告」２０２２年3月）。

その一方、支える世代の人口構造は大きく変化し、２０００年には８６３８万人いた生産年齢（15〜64歳）人口が、この先、２０４０年には５９７８万人まで減少。この高齢者世代の増加に対し、現役世代が減少していくという前代未聞の人口構造変化は「2040年問題」と呼ばれ、これまでの制度設計では立ちゆかなくなることがわかっている。

こうした社会構造の変化のなかで、医療・介護・保健が同じ危機感を共有しながら進める国の施策が、「地域包括ケアシステム」だ。厚生労働省のホームページには、次のような説明が書かれている。

「団塊の世代が75歳以上となる2025年を目途に、重度な要介護状態となっても住み慣れた地域で自分らしい暮らしを人生の最後まで続けることができるよう、住まい・医療・介護・予防・生活支援が一体的に提供される地域包括ケアシステムの構築を実現していきます」

そして、続いてこのような一文がある。

「地域包括ケアシステムは、保険者である市町村や都道府県が、地域の自主性や主体性に基づき、地域の特性に応じて作り上げていくことが必要です」

この概念は「介護保険法」のなかで語られていたが、「地域包括ケアシステムの推進」という文言で明記されたのは２０１８年。主導するのはあくまで市町村、および都道府県とされている。

このようななか、都道府県や市町村などの自治体が運営する医療機関である「公立病院」をはじめ、国民健康保険団体連合会及び国民健康保険組合、日本赤十字社など厚生労働省が認めた「公的団体」が運営する「公的病院」。また地方公共団体が設立する「地方独立行政法人」という公立病院と同等の性格を有する病院もある。

公立病院に限定すると、２０２０年現在、全国に８７５施設もある。日本全国の病院（８２７３施設・病床数１５２万２３７７床）に占める公立病院の割合は、病院数で約10％、病床数で14％だそうだ。

一般的に医療関連の求人誌などには、次のように書かれている。

公立病院に勤務する医師の給与や雇用条件の待遇は公務員と同等なので、安心して働くことができる。一方の民間病院は経営状態によって賞与の額が決定されるので、年収が大きく変わることもあり、経営状態の良好な病院であればよいが、突然、閉鎖することもあり得る。それに対して、通常は一般診療だけにとどまらず、その地域の中核的医療機関としての機能を持つのが公立病院で、緊急医療や高度・先進医療など専門性に長けた経験を積むことができる。母体となる自治体の予算で経営が保障されているといってよい。

もともと、公立病院の役割は、事業の採算性や治療の特殊性から、民間病院では対応ができない分野だといわれてきた。「民間病院の立地が困難な山間へき地、離島の医療」、「民間の参入が少ない救急、小児、妊娠から出産までの周産期、災害、精神の特殊医療」、「高度・先進医療、医師派遣の拠点となるような研修実施ができる拠点病院」を担う面があるからだ。こうした理由から、公立病院の約65％は10万人未満の市町村に、約30％は3万人未満の市町村に所在していて、へき地などを多く抱える都道府県ほど、全病床数に占める公立病院の病床の割合が高い傾向にある。

つまり洛和会のような民間病院と、公立病院・公的病院は、これまでその役割を分担してきたのだ。とくに京都など都市部の公立病院。公的病院は、その病床数を生かし、民間病院だけでは対応できない患者の受け入れを担ってきた。

ところが今、公立病院の数は年々減少しており、地域によっては再編の動きが相次いでいる。根底にあるのは公立病院の慢性的な赤字経営だ。自治体の予算ではカバーし切れなくなってきているのだ。

公立病院の経常収益の状況を見ると、全病院数に占める経常損益・経常利益を比較した場合、２０１９年度の時点で、全体の62・８％が赤字というデータがある。つまり、全国にある６割の公立病院が赤字経営なのだ。また、地方の急速な人口減少と高齢化に伴う税収入の減収によって、公立病院の運営は地域における医療サービスの安定的供給と、自治体の財政負担の両立との狭間で揺れている。

その現実を浮き彫りにしたのが、私が副理事長になって2年目に猛威を振るった、新型コロナウイルス感染症への対応だった。このパンデミックは、日本の医療をとりまく環境を一変させたのだ。

新型コロナウイルス感染症との闘い

新型コロナウイルス感染症が発生する前年、音羽病院に日本を震撼させた事件の被害者が搬送された。それが、私が副理事長になって最初に経験した大事件である「京都アニメーション放火事件」だった。

2019年7月18日。アニメ制作会社「京都アニメーション」のスタジオに男が侵入し、ガソリンを撒いて放火。スタジオは全焼、制作スタッフ36人が死亡し、33人が重軽傷を負った、戦後最大の犠牲者を生んだ放火殺人事件だ。この事件現場は京都市伏見区で、音羽病院から車で10分ほどの距離だったのだ。このとき、私は初めて病院が社会と切っても切れない重要な場所であることを痛感する。

事件発生直後、音羽病院に緊張が走った。医療を担う「救命救急センター」に指定されている音羽病院には、通常の病院よりも、こうした重度の救急患者が運ばれてくる。

予想通り、全身にやけどを負いながら、火災から逃れようと建物の2階の窓から飛び降りて重軽傷を負った人など3人が搬送されてきた。対応した職員によると、命こそ取り留めたものの、搬送されてきた時点では全身の皮膚が焼けただれ、個人の特定が困難な状況だったそうだ。

日本を揺るがした京都アニメーション放火事件の規模ともなると、警察やメディアをはじめ、担ぎ込まれた患者の家族など、あらゆる人が病院に押し寄せて収拾がつかなくなる。また、警察やメディア発の情報以外にも、インターネットやＳＮＳで誤情報やフェイク情報が広まり、その結果、必要な確かな情報かどうか識別できず、大混乱が起きるということも痛感した。

このとき、私は現場の要請を受けて「災害対策本部」の立ち上げに関わることになる。つまり、医療現場とは別に情報収集の窓口を作り、この事件に関わる担当部署の責任者と分単位で情報を共有できる仕組みを構築しようとしたのだ。この経験が、その翌年に発生した新型コロナウイルス感染症対策に大いに活用できた。

結局、新型コロナウイルスは、２０２０年春から２０２３年5月の「5類感染症」移行までの約3年間、猛威を振るったわけだが、この期間中、現場が最も壮絶な状態となったのは、２０２０年3～5月だった。というのも、当時はそもそもこの感染症についてて全貌が把握されておらず、いったいどのような感染症なのか、すべて手探りで医療活動を行わなければならなかったからだ。

当時、京都ではコロナ外来は大学病院や市立病院など公立の病院の一部が対応にあたっていた。他方、民間病院には手に負えない規模の感染症だという認識があり、多くの民間病院はクリニックを含め、新型コロナウイルス感染症患者を受け入れない方針をとっていたのだ。

「洛和会ヘルスケアシステム」の施設で最初に発熱外来を開始したのは、京都市内にある洛和会丸太町病院だった。2月25日のことだ。厚生労働省が「37・5度以上の発熱が4日以上続く人は、帰国者・接触者センターに相談してください」と発表した数日後のことであった。3月5日には京都市内の全学校が休校。その後、3月下旬になると感染者が世界全体で100万人を超え、死者が5万人を超えたと報道される。その直後、京都府内の感染者数があっという間に100人を突破。「2020年東京オリンピック」も延期されることが発表された。そして3月29日、ザ・ドリフターズのメンバーで、タレントの志村けんさんが、新型コロナウイルスに感染して帰らぬ人となってしまう。これを契機に国内の空気が一変した。

洛和会ヘルスケアシステムが、「新型コロナウイルス感染症対策本部」を設置したのは、

4月6日。洛和会音羽病院で初めて発熱外来を開始したのは、4月7日だった。この頃から、京都の中核である二つの病院の発熱外来には不調を訴える患者が押し寄せるようになる。やがて救命救急センターの機能を有する音羽病院には、京都市内ばかりか、滋賀県や大阪府など近隣の自治体から、新型コロナウイルスに感染した高齢者が多く担ぎ込まれるようになった。病院の近くに名神高速道路があり、アクセスがよかったことも理由の一つだろう。

当初から洛和会では、かかりつけの患者はもちろん、山科区を含む京都市の東側で新型コロナウイルスに感染した人は、積極的に受け入れるという方針を打ち出していた。

しかし、当時理事長である父は、当初、受け入れには猛反対だった。というのも、新型コロナウイルスがどのような感染症なのかはっきりせず、そのリスクも明らかになっていない状況で、職員を危険にさらしてまで受け入れる必要はないと考えたのだ。

「新規の新型コロナウイルス感染症患者を受け入れることで、病院内でクラスターが発生したらどうするのか」

病院の責任者として、多くの患者と職員の命を守る立場にある理事長としては当然の判断だ。ただその一方で、毎日のように救急搬送されてくる患者に対応する、救急救命センターの職員からは、「地域の病院が受け入れを拒否するなか、なぜ地域貢献を明言している洛和会がこれを受け入れないのか」という意見が上がっていた。このとき、現場と理事長である父の間に立ち、どうすれば受け入れが可能なのか、その議論の調整役になったのが私だった。

私が洛和会ヘルスケアシステムに入職し、各地の病院や介護施設などを見て回っていたとき、私はあることに気がついていた。それは、医療や介護の「質」や「システム」はなんの問題もなく回っているが、そこで働く人々の声が、理事長である父に届いているのか、といえば、疑問だった。そこには改善の余地があると感じていた。

というのも、父は典型的なトップダウン型。昭和型の経営者だった。自ら先頭に立って、あらゆる物事を指示してゆく。理事長が決めた決断を翻せるのは、本人以外誰もいなかった。ロックダウン時も一度は「受け入れない」と決めた父だったが、状況の変化を見定めながら、洛和会としてどのように対応すべきか考えていたようだった。

そんなとき、理事長と直接会話ができて、かつ理事長の顔を立てながら、現場との調整ができるのは、6000人の職員のなかでも副理事長の私だけだったのだ。そこは、仕事とはいえ、組織とはまた別の父と子という人間関係もある。

「そうか、現場はそうなっているのか。だったら、私から父に言うてみようか。新型コロナウイルス感染症患者を受け入れるのはいいけど、通常の診療を止めないでほしい。それが両立できますか？」

私は救命救急の責任者と、確かそんな会話をしたような覚えがある。私はそのまま理事長室に行って状況を説明した。新型コロナウイルス感染症患者を受け入れるということは、専門病棟を設けるという決断になる。しかし、そうなると通常の診療を受け持っている各科から、人員を派遣しなければならない。緊急事態宣言下で、ただでさえ人員が限られているなか、これ以上、現場に負担をかけることはできない。

そこで私は、あることを提案した。

「コロナ禍だからこそ、一緒に働きたいという人材を募集したらどうだろうか。こういうときに自分の力を発揮したいという医療関係者はいるんじゃないかな？」

こうして採用の部署に頼んで、急遽、オンライン上での説明会と面接を開始した。

ところが、現場のヒアリングを続けていると、それ以上に深刻な問題があることに気がついた。実はこの頃、病院はクラスターの温床といわれていて、そこで働く医師や看護師などの医療従事者への世間の風当たりが想像以上に強かったのだ。ＳＮＳ上には、病院に勤めているというだけで誹謗中傷の的になる人もいた。現場では一人でも多くの命を守ろうと奮闘しているのに、一歩、病院の外に出ると自分が病院で働いている事実を口にすることが憚られる空気があったのだ。もちろん、地域の方からの支援や応援のメッセージは、日夜、病院に寄せられた。言うまでもなく、病院内での感染対策は細心の注意を払っていたが、いざクラスターが発生すると、同じ音羽病院に入院している患者さんの家族からも「なんで新型コロナウイルス感染症患者を受け入れたのか」とクレームが寄せられた。

当時、緊急事態宣言下の病院で入院患者が死亡した場合、たとえそれが新型コロナウイルス感染症の関連死でなくとも、お骨になるまで家族とは対面できない、という事態に、家族はストレスを抱えていた。のちに洛和会の介護施設では、Ｓｋｙｐｅを使ったオンライン面会やガラス越し面会を導入するのだが、それまでの間、家族であっても面会は許されなかった。行き場のない患者家族のストレスは、病院や医師に向かった。また洛和会の職員のなかには、たび重なる夜勤のため保育園に子どもを預けに行っても、医療従事者は無理、と拒否された例もあった。家族にさえ「自宅に戻ってこないで」と言われ、ホテルから通勤している者もいた。

私は、新型コロナウイルス感染症患者を受け入れるためには、まず、命を懸けて働いている職員が報われる制度を作らなければならないと考えた。私はすぐに「連続出勤した職員へのボーナス」「感染リスクから自宅に帰れない職員のホテル手配と宿泊費の負担」「陽性となった職員が自宅療養中も、全額給与を認める」などの措置を、理事会を通じて父に進言した。父は黙ってそれを決裁してくれた。

私はこのとき、初めて自分が組織に貢献できたと感じた。そして、この現場の声を理事長、つまり本部に上げ、そこでの議論を経て最善の対策を打つ、というこの仕組みづくりに奔走することになる。

救急受け入れNo.1 地域の命を守り抜く

私には、父にできない、ある習慣が身に染みついていた。それは、前職の介護施設での経験から自然とそうなったものだ。それは、患者や職員と話すとき、自分の目線を相手の高さに合わせるということだった。介護の世界ではこれは当たり前で、ときには自分が床に座り込む格好で、相手の話を聞くこともあった。私は意識せずに、これをやっていたのだが、そうすることで相手は、比較的、心を開いて本音を話してくれるのだ。この対話の姿勢は、根っからの「お医者様」である父にはできないことだった。

私は「新型コロナウイルス感染症対策本部」を設置し、医療・介護・保育など「洛和会ヘルスケアシステム」に関わるすべての部署の責任者が、オンライン上であっても、常に顔を突き合わせて議論できる環境を大切にした。こうした紆余曲折を経て、2020年4月末に音羽病院の病床の一部を新型コロナウイルス感染症患者受入病床に機能転換し、可能な限り救急搬送を受け入れるという仕組みができあがったのだ。

やがて、「受け入れを断らない」という方針は、洛和会ヘルスケアシステムそのものの目標となっていった。

こうして、少しずつではあるが、私にしかできない仕事の領域を広げていけるようになった。「現場の声を徹底して聞いて回る」ことは、私の課題解決のスタイルとなりつつあった。職員の目線に自分を合わせるということは、話を聞くときの姿勢だけでなく、私の仕事における信念のようなものになっていった。

例えば、医療物資の調達もそうだった。過酷な現場を回すには、できるだけその負担を軽減させるのが当然だ。新型コロナウイルス感染症発生直後のことだったが、ある職員から「とにかく医療資材を切らさないでほしい」との要望をもらった。私はすぐに「洛和会資材センター」という、洛和会のすべての病院・施設で消費される医薬品・診療材料などの物流を一元管理している部署のもとへ走った。そして理事長の決裁を得たうえで、担当者にこうお願いをした。

「価格よりも確保重視で」

このやりとりの数週間後には、マスク一枚、トイレットペーパー一個さえ手に入らないという医療物資争奪戦が始まる。新型コロナウイルス感染症患者を受け入れるためには、医療現場で使われるマスクやゴーグル、フェイスシールド、長袖ガウンなどの個人防護具の調達は、患者を一人でも多く受け入れるには必要不可欠だった。

なぜ、医療物資の早期調達ができたのかというと、当時、感染症指定医療機関以外の病院では、新型コロナウイルスの実態がつかめなかったことや、多くの民間病院はそもそも患者を受け入れないという方針をとっていたので、そこまでの重装備は必要ないと考え、買わないでいた病院もあったことによる。


さらに、父にはできないであろう最大の改革が、組織内の「ＩＣＴ化」を図ることだった。父が病院を受け継いだとき、「稟議書という制度もない」と驚き、組織内の決裁制度を見直した話は先述した。ところが、私が驚いたのは、確かに稟議書は存在したものの、当時まで理事長のもとには複数の責任者の印鑑が押された稟議書が、紙の状態で届けられていたのだ。これは組織のＩＣＴ化の必要性を象徴していた。

私はすぐに、一般企業では使われていたビジネスチャットなど、共同作業を進めやすくするためのオンラインツールや、オンラインカンファレンス、オンライン面会が可能になるＩＴ機器も積極的に導入した。父の経営判断のなかに、こうしたＩＴ分野の戦略はなかったからだ。こうして徐々に、父と私との間で仕事の役割分担ができるようになっていった。

２０２４年の現在になっても、新型コロナウイルス感染症はまだ終息していないが、洛和会ヘルスケアシステムでは、２０２３年5月8日の「5類感染症」移行まで新型コロナウイルス感染症患者を最大限受け入れてきた。この姿勢に地域の開業医や、他の病院からも協力要請が来るようになった。そうした地域のクリニックや医療従事者とは、オンラインで定期的に意見交換を実施した。実際に会うことはできなくても、途切れない絆で地域の安全を守ることに、みな必死だったのだ。この新型コロナウイルス感染症の危機を経て、洛和会は地域のクリニックや、病院、京都の入院医療コントロールセンターなどとの地域連携がいっそう強くなった。未曽有の危機が地域の安心・安全のあり方を考えるきっかけとなったのだ。

また、コロナ禍でチーム医療の重要性も経験した。洛和会が受け入れた陽性患者のなかには、透析を必要とする人や、認知症を発症している人もいた。そうなると、看護師はもちろん、透析を担当する臨床工学技士などにも大きな負担がかかる。陽性から陰性になったあと、日常の生活動作が低下した患者には、リハビリテーション部の職員が、患者のリハビリを担当する。病院のあらゆる部署がチーム一丸となって動けたのは、やはり、父を先頭に「受け入れを拒まない」という目標が共有されていたからだと思う。

2023年9月9日。いわゆる「救急の日」に、洛和会ヘルスケアシステムは京都新聞に、次のような広告を出稿した。

「2022年度　救急車受け入れ台数　年間合計10270台」

これは洛和会丸太町病院と洛和会音羽病院が、年間に受け入れた救急搬送の合計だ。受け入れのランキングでは赤十字病院、市立病院など公立・公的病院が並ぶなか、民間の病院グループでは最大の受け入れ数だった。この数は群を抜いている。

受け入れを要請された患者は断らないという姿勢が、この数字に表れている。

コロナ禍の混乱が少し落ち着いてきた2022年1月、父から私はこんな声をかけられる。

「わしは辞める。4月から理事長になれ」

私が戻ってきてから、3年目の正月の出来事だった。

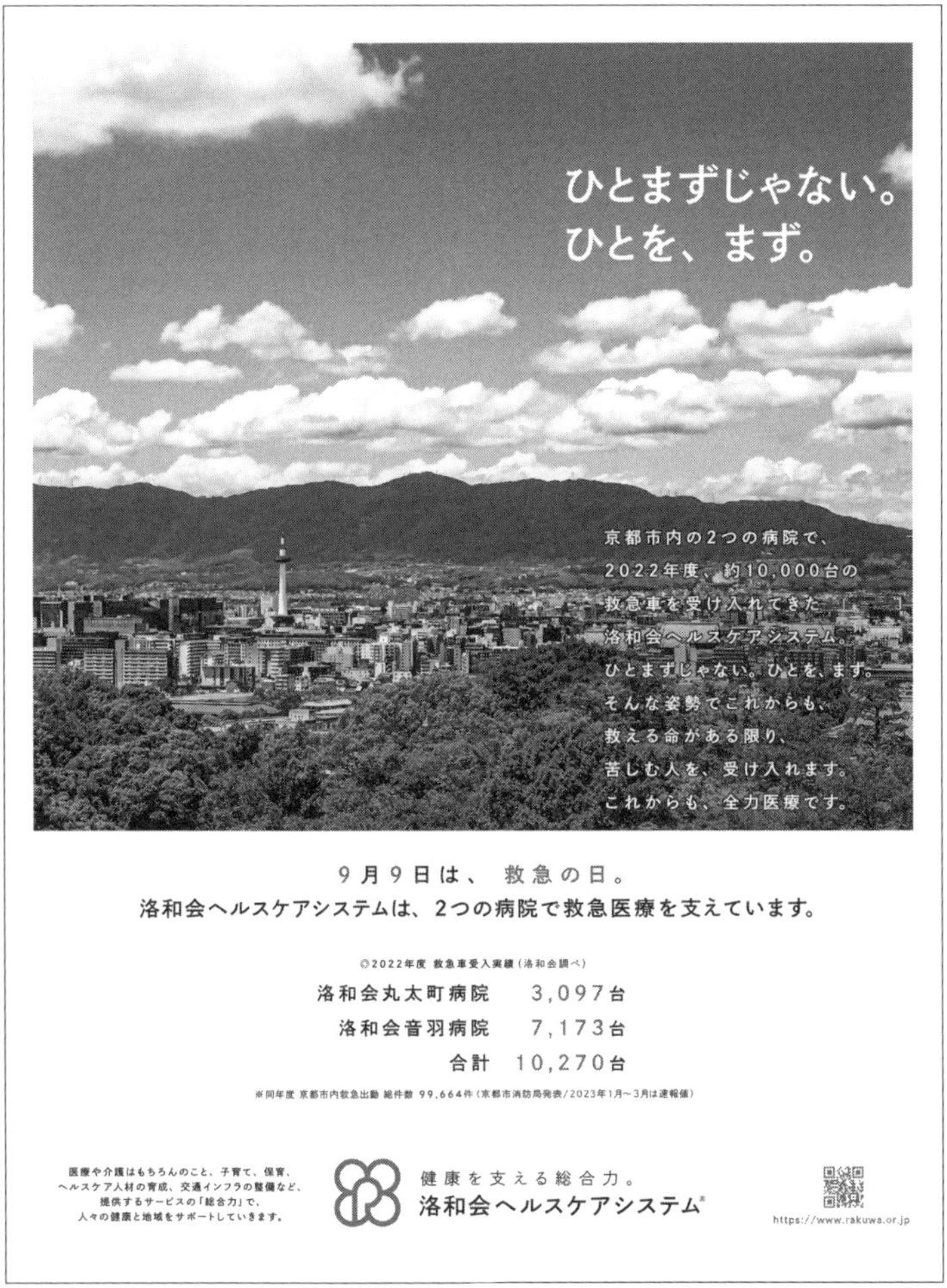

9月9日の救急の日に京都新聞に出した広告

第4章　福利厚生日本一

突然の理事長任命

私の父は、いつも「結論」だけを先に言う。そこに至った「理由」は何も話してくれない。最初は父なりの照れなのかと思ったが、父が何かを決断するときは、いつもそうだった。

私が関東で研修医をやめ、大阪の介護施設で働いていたときもそうだ。突然、ひと言「戻ってこい」――今回もまったく同じだった。

それは、私が副理事長になって3年目の正月だった。

「わしは辞める。4月から理事長になれ」

それ以外に言葉はなかった。気がつけば、あれよあれよという間に、私は「洛和会ヘルスケアシステム」の理事長に就任することになった。

介護施設を去るときもそうだったが、私は「いつか、そうなる日は来るだろう」と心の準備はしていた。副理事長に就いたときも、いつか自分が理事長になって、父の仕事を引き継ぐことになるだろうと漠然とそう思っていた。ただ、父の決断は、いつも私が想定しているタイミングよりも、少し早いのだ。

一瞬、父の言葉を聞いてどうしようか、と思ったが、「いつやるか、今でしょ」の台詞ではないが、いつかやるなら、今、引き受けるしかないと腹をくって、父に「はい」と返事をした。私には組織をまとめるリーダーは向いていると、漠然とではあるが、自分でも思っていた。というのも、私はひきこもっている一方で、高校時代に生徒会長に選ばれるなど、自然と人をまとめるのが得意な性格だったからだ。だからこそ、病院経営についても、まったく経験はなかったが、組織で働く人をまとめるリーダーシップには多少の自信があったのだ。

父は、私が矢野家の長男に生まれたときから、私をあと継ぎにするという、彼なりのビジョンを描いていたに違いない。ただ、息子がここまで勉強ができず、遠回りの人生を送るとは夢にも思っていなかっただろう。それでも、父の本音は「多少、成績が悪くても、医師国家資格さえ持っていれば、病院の理事長は務まる」と思っていたのではないか。なぜならば、父自身も理事長に就任したとき、経営について何も知識を持ち合わせていなかったからだ。優秀な医師が、優秀な経営者になれるとは限らない。優秀な医師に求められることと、優秀な経営者に求められることは、まったく違うということを、父は経験からわかっていたからだ。

母は、父が理事長の職をあっさり退くと聞いたとき、意外に思ったという。父の世代になると、医療法人に限らず民間企業であれば、どんな組織も「後継者をどうするか」が話題になる。そんなとき、父はいつも「年寄りがいつまでも幅を利かせているのはよくない。老害や」と言っていたそうだ。つまり、経営者は元気なうちに若い世代に引き継ぐべきだと。けれども母は、いざ自分がその決断をしなければならないとき、本当にそれができるか疑問だったという。一般論は言えても、いざ自分のこととなるとなかなか難しいからだ。

けれども父は、あっさりそれを決断した。おそらくコロナ禍で急速に医療現場にもデジタル化の波が押し寄せ、アナログ世代の父はその変化についていけなかったことが決断の理由だろう。父は先の見えない急速な時代の変化に、今後、自分の経験や価値観が通用しなくなるだろうと直感したに違いない。だから、次世代にバトンを渡す決断をしたのではないだろうか。

父はそれまでの3年、私の働きを観察していたに違いない。そのうえで、「理事長になれ」と言うのだから、ある意味で私は父に認められたのだ。その事実は嬉しかった。

考えてみると、私が長年抱いてきた劣等感の原因は、学業が振るわないこともさることながら、常に自分が父と対比されていたこともあったのではないかと、最近思うようになった。母は父なりの苦労があったと言うが、私の目には父は医師としても、経営者としても優秀だったことには変わりはなく、私とは真逆の「エリート」だった。私が父の母校である洛星高等学校に進学しなかったのは、学力の問題もあったが、私なりの父への抵抗だったのかもしれない。

しかし、なぜこのタイミングだったのだろうか。思いあたるのは、この前年、私に長男が誕生したことだ。父にとっては初孫だ。つまり、私は父となり、父は祖父になった。また一つ新しい世代が誕生したことが、次の時代にバトンを渡すきっかけになったのかもしれない。

２０２２年4月1日。私はこうして、医療業界では比較的若い年齢で、６０００人超の職員を抱える洛和会ヘルスケアシステムの理事長に就任したのだった。

「社会課題の解決」をスローガンに掲げて

理事長に就任したからといって、突然、それまでの方針を変えるなんてことは、あとにも先にも考えたことはなかった。それに、父にはこれまで通り、会長という立場で経営に参画してもらおうと考え、父もそれを受け入れてくれた。副理事長時代から、父とは同じ部屋の横並びで仕事をしている。だから、私が理事長になって特別、組織に大きな変化があったかというと、それはない。

ただし私の右腕として、小学校時代の友人で上場企業で活躍している財務・会計のプロや、同じく高校の同級生で、一緒に田野瀬事務所でインターンをしたあと、東京の大手弁護士事務所で活躍している弁護士など、同世代のプロフェッショナルを経営部門に招き入れた。「洛和会ヘルスケアシステム」の三代目としての挑戦はこうして始まった。

職員6000人を抱える組織が、今後どのようなミッションを掲げ、地域に対してどのような貢献ができるか。これまでの「挑戦」という洛和会の伝統も継承しながら、私なりの方針を私なりの言葉で示さなければならないと考えた。組織の新しい「顔」になったことで、例えば新卒採用の説明会や、同じ民間病院の経営者の集まりなどで、洛和会ヘルスケアシステムを代表して挨拶をする機会も増えた。新理事長となった洛和会はどこへ向かうのか。また、新たな理事長はどんな人物で、何を考えているのか――京都ではちょっとした噂になっていた。

そこで私が理事長就任と同時に掲げたのが、次のようなメッセージだった。

「洛和会ヘルスケアシステムの挑戦とは何か？
それは、社会課題の解決に取り組むことです」

この「社会課題の解決」の手段として、例えば「医療を通じて」「介護を通じて」という文言はない。つまり、私たちの組織が率先して、地域、そして日本の抱える社会課題の解決に、でき得る手段を以て挑戦をするという意味だ。そこには、私なりの危機感がある。病院も私の企業なので、当然、利益を追求しなければならない。しかし、だからといって、自分の病院さえ利益を上げていればよい、という時代ではない。地域あっての病院、病院あっての地域だ。そんな思いから、「社会問題の解決」という大きな課題に挑戦しようと思ったのだ。

例えば、京都における具体的な社会課題とは何だろうか。

その一つが高齢者の「足」の問題だ。京都市内を移動していると洛和会ヘルスケアシステムのマークのついたバスと行き交うことがある。これは、高齢者や歩行が困難な人のために、地域と病院との間を巡回するバスだ。洛和会では20年前から独自に、救急患者の搬送や介護タクシーなど、患者のトランスポート（移動・搬送）に力を入れてきた。

本来、京都市民の「足」はバスだ。碁盤の目のように整備された市内、また近郊の緩やかな山道まで、京都で生活するにはバスは欠かすことができない。しかし、京都市はもとより、どの都市でも高齢化が進むなか、廃止の速度を増しているのが「バス路線」なのだ。この交通問題と地域の健康を守ることは、実は密接に関連している。

そもそも、バス路線が減少すると、もともと少ない高齢者の外出機会が、さらに奪われることになる。とくに一人暮らしの高齢者が外出をしなくなると、一日中、家にひきこもって誰とも会話せず、認知機能と身体機能が衰えて、フレイルの状態から介護につながる可能性が高くなるのだ。つまり、地域で暮らす人にとって、バスという交通手段がなくなることは、人と地域の衰退に直結するということだ。

本来、こうした公共交通の整備は行政の仕事だ。しかし、行政だけに任せている余裕はない。これまで、洛和会の病院に患者の方が通いやすくするためのサービスとして、前述のような送迎業務を行っているが、地方では病院だけでなく、街に買い物にも行けない高齢者が急増しているのだ。

私は今後、「街づくり」の中心に、病院は欠かすことができない存在になると考えている。だからこそ、病院と最寄り駅を往復する単なる送迎バスではなく、例えば、病院経由で、地域のスーパーマーケットや公共施設に立ち寄り、できるだけ自宅の近くで下車できる、まさに公共交通の代わりになるような仕組みを実現できないかと思ったのだ。

しかし、調べてみると、こうした交通施策系の事業は、一定の成果を出せてもコストの面で存続させていくのが難しいことがわかった。

ところが、京都市のある事業公募が話題になっていることを知った。それが「京都市移動支援型ヘルプサービス補助金」だ。

京都市は、移動支援の必要性についてこう説明する。

「全国的に少子高齢化が進む中、健康寿命の延伸に向けた介護予防の取り組みにおいては、従来の機能回復訓練重視から社会参加にもつながる『地域の通い場』等の活用へと変化しており、当該活動の場への送迎環境の設備が課題となっています」

つまり、高齢者には外出支援が必要で、移動手段の確保が喫緊の課題ということだ。

そこで、外出が難しい高齢者を、地域の通い場まで送迎し、併せて、送迎途中でスーパーマーケットなどに立ち寄るサービスを運営する団体への、補助制度の設立を検討しているという。早速、この公募に手を挙げてみた。

そもそも洛和会は、京都市をはじめ行政との連携は、日常的に行っている。音羽病院の立地する山科区とは地域の安心・安全、健康長寿の推進、子育て支援の分野で包括連携協定を結んでいる。また、京都府災害病院の災害拠点病院として救命救急センターに指定されている洛和会では、コロナ禍において京都市からの委託で中等症以上の患者の搬送を1200件以上行った。当時、消防救急車が本来の任務を遂行できない状況のなか、介護サービスで使っている大型介護タクシーが役に立った。看護師も常に同乗していたので、患者は多少なりとも安心できたのではないか。

私はこの補助事業に手を挙げたのだが、もう一つ大事なポイントは、洛和会ヘルスケアシステムだけでなく別の地域の開業医や医療法人、社会福祉法人とも連携するということだった。なぜ、他の組織なのかと思われるかもしれないが、地域の社会課題を解決するには、すでに洛和会だけでは到底、追いつかない状況で、本気で解決を望むのであれば、地域の同業者とも日常から協力することが必要不可欠なのだ。コロナ禍ではほぼ毎日、地域の開業医や民間病院と情報交換を行った。これからの社会課題は大きな器を用意して、志ある者は誰でも参画できる仕組みを作らなければならない、と考えている。

こうして、京都市と国土交通省近畿運輸局、洛和会の三者で1年以上の話し合いを重ねたうえで、その実証実験がスタートしている。

つまり、もともとあった「病院のトランスポートの機能」を、洛和会ヘルスケアシステム内だけで運用するのではなく、その機能そのものを地域に還元し、地域が抱える交通の課題を克服しようという取り組みだ。

医療改革は働き方改革から

私は基本的に、先人の功績ほど尊いものはないと考えている。「洛和会ヘルスケアシステム」も、私が生まれた時点で三つの病院だった組織を、介護・保育の分野にまで広げ、組織全体で6000人超の職員が働くまでのグループに拡大した祖父と父の努力には、頭が下がる思いだ。

すでに組織としての「幹」はできている。あとは「枝葉」の部分を、どのように時代の変化を見越して広げたり、刈り込んだりしていくのか。そのうえで、新たな課題の解決のために、私たちの組織がどう変化・対応できるのか。そこに挑戦するのが、私に与えられた仕事だと思った。

転機になったのは、副理事長時代に経験した新型コロナウイルス感染症への対応だった。それまでの父が理事長の時代は、組織の進む道は父が先頭に立って、父の独断で切り開いていった。息子の私にも「結論」は言っても、その「理由」は説明しないというのが父の姿勢だったので、職員からすれば、理事長である父の決定は、その理由などに関係なく絶対だった。父の決断に対し、それに真っ向から反対できる人は、組織の構造上いなかったのだ。だからこそ意思決定が迅速にでき、経営がうまくいっていた、という面がある。父がすべての部署に目を光らせ、自ら経営判断を行っていたからこそ、洛和会は発展することができたのだ。

しかし、その昭和型のワンマン経営にも、見えない綻びがあった。私が副理事長になって、洛和会ヘルスケアシステムすべての部署、そして施設に足を運び現場で働く人の声を聞いたとき、その父のやり方に必ずしも賛同する人ばかりではなかったのだ。それは当然だと思う。何しろ理事長と現場の職員の間には、日々の業務報告こそあったが、それ以外で現場の本音をすくい取る機能がなかったのだから。仮にあったとしても、理事長が決めた方針に「ＮＯ」を突きつけることは無理だっただろう。父の出した方針に意見が言えるのは、息子という立場にある私だけだったのだ。このことは組織にとって非常に幸運なことだったと思う。私は、現場で働く職員、理事会を構成する幹部、そして、方針を決定する父とのハブ役になることをめざした。

その結果、父もいったん決めた方針を、「まあ、そこまで言うんやったら……」と、微妙に調整するようになった。父は何歳になっても本や新聞などを読み、洛和会の広報誌に毎回、自らエッセイを書くなど、医療以外の見識を持ち合わせていた。けれども、デジタルやAIなどに関しては担当者任せだった。

そこで私は、ICT化、DX化の環境整備に積極的に踏み込んだ。父には「すべての職員が本来の業務だけに時間を費やすことができる仕組み」だと説明した。父はいまだに「稟議書とハンコの時代」の人で、もし、私が理事長にならなかったとしたら、その伝統は今も続いていたと思う。

今では経営の方針に関する決裁や経理処理、そして各部署から上がってくる報告書はすべてデジタル化するワークフローシステムを導入したので、私はどこにいても、いつでも、移動中であっても、決済や方針を示すことができる。また、職員同士の社内コミュニケーションも、電話やメールだけでなく、ビジネスチャットを活用して迅速に対応できるようにした。当然、会議や研修などもすべてオンライン上で行い、その議事録はサーバーにアップしているので、必要な人は手が空いた時間に見ることができる。

石川県七尾市にある「恵寿総合病院」を訪問したとき、驚いたことがあった。とにかく院内のデジタル化が徹底されているのだ。スマートフォンで院内外から電子カルテへのアクセスができ、徹底的な業務の効率化に成功している。また、2024年1月1日に発生した能登半島地震の直後でも、医療サービスを途切れさせることなく、安全に患者へのサービスを提供できていた。同院の神野《かんの》正博理事長は、次々とこうした医療のDX化を進めている。

医療の内容を評価・改善し、より質の高い医療を患者に提供することを目的として、入院から退院までの治療・検査のスケジュールを時間軸に沿って記述した「クリニカルパス」と呼ばれる進行表の徹底には舌を巻いた。その運用率は95％だというのだ。従来、医師によってばらつきのあった医療の内容を可視化・標準化することで、医療に関わるスタッフ全員がこの計画書に沿って統一した意思で治療を進めることができる。まさにチーム医療には不可欠な制度だが、こうした技術も今後、積極的に取り入れていきたいと思っている。また、恵寿総合病院では、必要な掲示物を一つに集約することで「張り紙ゼロ」を推進。環境に配慮する院内整備も実践されている。

こうした取り組みは多くの民間企業では当たり前だが、民間病院で取り入れているケースはまだ少ない。代替わりをきっかけに、時代に見合った職場・環境づくりを私は考えている。

洛和会ヘルスケアシステムでは、理事長が決定したあらゆる事項は、各病院の経営管理部を経て、すべての院長、そして医師へと伝達される。通常、理事長からの伝達事項は、各病院の院長に伝達されるのだが、洛和会では敢えてそうはしていない。病院で働く医師の世界には、大学病院を頂点とする独特のヒエラルキーがある。とくに大学病院から派遣された医師の上司は、その病院の院長でも理事長でもなく、大学の教授だったりすることもある。

例えば、無駄なコスト削減は経営において必須だが、経営を握る理事長と、診療の現場を仕切る医師との間で利害が一致せず、なかなか目的が達成されないことがある。現場の医師は患者に対する責任は負っていても、経営責任は負っていない。だからこそ、洛和会では理事長と各病院の院長との間に、「経営管理部」という部署を置き、本部から現場への伝達をよりスムーズに、確実なものにしているのだ。

こうした風通しのよい環境づくりは、ともすれば閉鎖的な集団になりやすい病院組織において非常に重要だ。例えば、これまでは医師が事務作業を行う詰め所が診療科ごとにあったが、私の理想は、すべての診療科が一つの部屋に入り、フリーアドレスで仕事ができる環境だ。そうすることで、各診療科の風通しをよくし、担当する診療科以外に所属する医師とも日常的にコミュニケーションをとることができるようになる。実際、今年7月に私が手がけた洛和会音羽リハビリテーション病院新棟では、このスタイルを取り入れた。

病院経営において、医師不足が叫ばれている今、最も重要なのは、優秀な医療従事者の確保と、優秀な人材に長く働いてもらうための環境整備である。そのためにも、父は「働く人に優しい」職場づくりを実現するため、これまでにもさまざまなことに力を入れてきた。

その象徴となる一冊の冊子がある。それが「福利厚生ハンドブック」だ。

カイゼン続く、洛和会の福利厚生

私が理事長に就任した直後、周りに少し驚かれたことがあった。それは、私がいきなり「育児休暇」を取得したからだ。私が理事長に就任した直後に長男が誕生したので、本当に申し訳ないと思いながらも、忙しさのあまり、子育てを妻に任せっきりになることが多かった。そこで、一番大変な乳児の時期に思いきって育休をとり、家族との時間、子どもとの時間を持とうと考えたのだ。

かつての日本企業であれば、組織のトップが、就任直後に育児休暇をとるなんて許されなかっただろう。また、そうした仕組みが仮にあっても、社員に示しがつかないと、社長自身がその取得を控えたに違いない。

しかし、私の発想は真逆だった。理事長である私が育児休暇をとったことで、「洛和会ヘルスケアシステム」の職員が、これに続けばよいと考えたのだ。「理事長も育児休暇をとったのだから」と、申請しやすくなるのではないかと。子育て中の職員をお互い支え合おう、という風土が組織に定着することで生産性は確実に上がる。効率よく働けるよう、業務を見直したり、働き方を工夫したりするからだ。洛和会ヘルスケアシステムの「福利厚生ハンドブック」には、こう書かれている。

子どもの養育のために、下記の期間、休業できます。
対象職員……勤続1年以上の職員　男性職員も取得可能
取得期間……子が1歳の「誕生日の前日」まで
産後パパ育休（父親のみ）……子の出生後8週間以内に最長4週間まで、2回に分割して取得可能

また当然、育児休暇中は雇用保険から、給与支給額の約50％（育児休養開始から180日までは、67％の支給）が、育児休業給付金として支払われる。

この制度自体は国の制度だが、男性職員でこれを利用する者は、2019年度は10・2％にすぎなかった。ところが、私の育児休暇取得が奏功したようで、2022年は50％まで上がっている。この傾向は非常によいことだと思っている。現在では女性はもちろん、医師や看護師、介護職や事務職など職種を問わず、一人の職員当たり平均79日間

の育児休暇を取得している。２０２２年現在、厚労省の調査では男性の育児休暇取得率は17・１％なので、洛和会ではこの国の制度がより使いやすい環境にあるといえる。

また、この国の制度とは別に、洛和会オリジナルの福利厚生として、男性育児休暇の計画的付与制度というものがある。これは連続14日間の育児休暇を取得できるもので、その期間の給与を全額保証するものだ。勤続１年以上の男性職員であれば誰でも利用することができる。その結果、洛和会の男性医師育児休暇の取得率も年々増えてきている。

私は、父が整備してきた福利厚生を進化させ、洛和会ヘルスケアシステムを「福利厚生日本一」の組織にしようと考えている。

なぜならば、どんなに「ＩＣＴ化」や「ＤＸ化」が進んだとしても、医療や介護は人が人を思う気持ちでしか、成立し得ないと信じているからだ。医療業界は長らく慢性的な人手不足に直面していて、離職率も非常に高い。例えば、医師の数そのものは年々、増加しているが、高齢化と人口減少、医療ニーズの多様化、そして、都市と地域における医師の偏在などを背景に、必要な施設に必要な医療従事者が確保できていないのが現状だ。その結果、医師不足の地域や診療科では、自己犠牲的な長時間労働が常態化しており、最悪のケースでは医師の過労死や自死なども問題になっている。

医療の分野だけではない。介護業界も、高齢化のあおりを受けて、同じように人材不足が指摘されている。厚生労働省も介護人材の「量」と「質」を確保するため、国と地域が二人三脚で「参入の促進」「資質の向上」「労働環境・処遇の改善」を進めているが、それでも現場は常に人不足で頭を抱えている。

病院や施設で働いているスタッフが健康でなければ、患者や利用者を幸せにすることなど到底できない、そう断言できる。つまり、質の高い医療を提供するには、働く職員の自己犠牲の精神ではなく、医療従事者が健康で安心して働くことができるような環境整備が必要なのだ。「職員が働きやすいことが、組織にとってどれだけ重要か」と、私は毎年、新卒で入職してくる職員に伝えている。今後、この福利厚生にこそ、経営者の組織に対する考え方、つまりフィロソフィーが具現化されると私は考えている。

私が理事長になって最初に手をつけたのが「ダイバーシティーに関する取り組み」だ。そもそも「結婚」や「家族」の定義は、多様化する世の中に合わせて、変化させなければならない。洛和会は、社会を構成する個人のさまざまな意志や生き方を、極力尊重する組織にしたいと、私は思っている。

その一丁目一番地が、「家族」の定義である。

ダイバシティーに関する取り組み

次のいずれかの対象者が条件を満たした場合、以下の福利厚生制度の対象となります。

対象者　①事実婚にある者　②同性パートナーを有する者

条件　①事実婚の世帯合併届の届け出をしていること　②同性パートナーシップ証明書を交付されているもの

そもそも「家族」の定義をどうするかについて、医療に携わる者の理念として、「より、寛容」で、「より、開かれた」、そして、他者に対して「より、優しく」なければならないと考えている。病院や介護施設は、病気になったり、大切な人が困難に陥ったりしたとき、その助けになるべき役割を担っているからだ。少なくとも、この「家族の定義」を、国や地方自治体よりも早く導入したのは、私自身が「ひきこもり」だったことと無関係ではない。かつて、自分がひきこもりや「落ちこぼれ」となり、社会のマイノリティーの立場になったとき、自分の力ではどうしようもない制度の狭間でもがいている人々がいることを知ったことだ。

ちなみに、京都市は2020年9月から、「パートナーシップ宣誓制度」の導入を開始した。この制度は「双方又はいずれか一方が性的少数者である二人が、互いを人生のパートナーとして、日常の生活において相互に協力すること」を市長に宣誓し、市長が受領書を渡す制度だ。この制度は法律上の効果を生じさせるものではないが、法律上の夫婦または家族と同等に扱うという。

洛和会ヘルスケアシステムでは、「結婚休暇」「結婚祝金」「診療費補助」「育児休業」（同性パートナーの場合は、育児休業給付金の公的制度は受給できない）「介護休暇」（パートナーの両親も対象）「国が認める公的制度の利用」「不妊治療、卵子凍結保存を目的に利用できる職員向貸付サービス」などを利用することができる。

福利厚生のなかでも、最も力を入れているのが「子育て」だ。キャリアを途切れさせず成長できること、そして、子どもや家族とともに充実した時間が過ごせること。それは働く親にとって重要なポイントだ。仕事と育児を両立できるか否かで、一度しかない人生のモチベーションが大きく変わってくる。私自身が子どもを授かって、改めてそう強く感じている。

洛和会では、両親のどちらかが洛和会の職員で、かつ共働きの世帯には、院内保育、病児・病後児保育のサービスを割安で受けることができる。いずれも洛和会ヘルスケアシステムの施設だ。

また、医療従事者のなかには、今は子どもを産むことよりもキャリアを優先したい、という希望者も多い。また、子どもを持ちたいけれども、なかなか子どもが授からず、不妊治療を受けたいというカップルもいる。

そうした希望を持つ職員には、不妊治療および卵子凍結保存制度の利用を勧めている。基本的には不妊治療に関わる費用の補助だ。もし、洛和会での受診であれば職員本人という前提だが、自己負担の100%を補助。配偶者であっても50%の補助を出している（他病院を受診する場合は、自己負担額は本人が70%、配偶者は50%減額になる）。


自分自身や家族が病気やケガをしたときの診療費補助制度、歯科自費優待制度もある。そして、公的制度の傷病手当とは別に、治療と仕事の両立支援制度も作った。これは、例えば、がん、脳卒中、心疾患、および持病の難病を抱えている職員が、希望すれば治療と並行しながら働くことができるようにするため、最長2年間の短時間勤務、リハビリ勤務が認められているのだ。

また、若い職員に人気なのが、住宅購入補助費だ。これは音羽病院で、病院から一定の距離に個人宅を建てたり、マンションを購入する場合、最大300万円の補助が出る仕組みだ。病院のある地元の町に暮らすことは、町の住人になるので税金なども地域に落ちる。病院側にとっても、大きな災害や事故、緊急の手術などが入った場合、短時間で病院に駆けつけてもらえるというメリットもある。もちろん、この制度は洛和会ヘルスケアシステムで長く働いてもらうことが前提だが、若い夫婦やカップルには好評だ。

こうした制度は「打ち出す」ことではなく、実際に「取得」されてこそ意味があるが、例えば女性の産前・産後休暇の取得率は１００％。育児休暇の取得率はおよそ97％と実稼働しているのだ。こうした取り組みが評価され、２０２１年に「きょうと福祉人材育成認証制度」を取得。仕事と育児・介護の両立や、職員が働きやすい環境づくりに対して、積極的に取り組む事業主として京都府から認定された。数多くの法人があるなか、上位認証企業は15法人（２０２２年2月現在）のみである。

なぜ、私は福利厚生日本一をめざすのか――。

その理由は明快である。今後、ＡＩや高度医療の発達によって、日本の医療そのものが進化したとしても、医療や介護に関わる仕事の大変さは、体力的にも精神的にも変わらない。いや、そればかりか、より深刻化することが目に見えている。

気候変動による災害や、未知のウイルスによるパンデミックに襲われないとも限らない。高齢社会はそのまま多死社会である。これまで戦後の日本を作り上げてきた世代が、次々と鬼籍に入る時代となる。つまり、現代を生きる私たちは、人間の「生」や「死」をより身近なものとして受け止め、今後、とくに人間の「死」と向き合わなくてはならなくなる。

私たち医療従事者は、その最前線にいる。一般の人よりも多く、そうした人間の「生」と「死」に寄り添い、ときに大切な人を失った家族や友人の悲しみ、絶望と向き合わなくてはならない。また、介護の分野では、終末期を過ごす人々が、より穏やかで、幸福だと思ってもらえるようなケアに尽力することになる。医療や介護を「受ける」側の人は増え、それを「支える」側の人は減る。この現実は、医師や看護師、介護士の絶対的不足となって現場を直撃する。

だからこそ、私の病院経営において最も大切なことは、洛和会ヘルスケアシステムで長く働いてもらえる、優秀な人材の確保なのである。そのためには、他のどの病院よりも福利厚生が充実している必要がある。また、患者や施設利用者、そして、その家族に満足してもらえるケアを行うためには、医療従事者が個人として幸せでなければならないとも考えている。その医療従事者を支える家族も同様だ。私たちがコロナ禍で経験したような、まさに医療従事者の「命」が懸かった現場に残って、そこで仕事を全うしたいと思ってくれる職員を増やすためには、雇用者として当然の対応だと思う。だからこそ、ときには全職員の労をねぎらう目的で、洛和会の職員、家族、看護学生など総勢7000人で、ユニバーサル・スタジオ・ジャパン全フロアを貸し切るイベントを開催したこともあった。家族同伴でこのようなイベントをやっている医療法人は珍しいだろう。

このような話を他の医療法人の経営者に話すと、「けれども、一度、福利厚生を充実させてしまうと、それを下げることは不可能で、リスクではないか」と反論される。

確かに、福利厚生は全体の予算を何に使うのか、という経営者の決断の問題だ。だからこそ私は、この分野に力を入れたいと思っている。最終的にめざすのは、「この病院で働きたい」、また「働いてよかった」と思ってもらうことだ。給与面での待遇はもちろん、福利厚生を充実させる法人が増えれば、人員不足が叫ばれている医療界全体の底上げになり、日本の医療・介護制度を充実させることになる。

こうした意味でも、私たち洛和会ヘルスケアシステムは、日本一の福利厚生をめざす医療法人として、京都から、日本全体の医療経営に一石を投じるような改革を示していきたいと思っている。

洛和会 福利厚生ガイドブック2024より

結婚するとき

■ダイバーシティーに関する取り組み

常勤 非常勤 登録

次のいずれかの対象者が条件を満たした場合、以下の福利厚生制度の対象となります。

対象者	①事実婚にある者 ②同性パートナーを有する者
条件	①事実婚の世帯合併届の届出をしていること ②同性パートナーシップ証明書を交付されているもの ※事実婚の世帯合併後の住民票または同性パートナーシップ証明書、身上異動届を提出。
利用できる福利厚生制度(対象者は、各制度の項目に記載の通り)	・結婚休暇 ・結婚祝金 ・診療費補助 ・育児休業[同性パートナーの場合は育児休業給付金(公的制度)を受給できない] ・介護休暇(パートナーの両親も対象) ・国が認める公的制度の利用 ・不妊治療、卵子凍結保存を目的に利用できる貸付制度

■住宅手当

非常勤(38.75H/週 勤務) 常勤

所得税法上の控除対象配偶者または扶養親族の有無に応じて、給与にて支給されます。

	控除対象配偶者または扶養親族が有り、かつ世帯主であること
常勤	5,000円/月
非常勤	20円/時間

※支給条件を確認の上、「家族手当・住宅手当 支給・解除申請書」、「扶養控除申告書」を提出してください。

※扶養家族に変更があった場合も速やかに申請書と扶養控除申告書をセットで提出してください。なお、不適格な受給が判明した場合、さかのぼって返金していただきます。

※医師、その他一部職員については支給対象外となります。

子どもが生まれるとき①

■産前・産後休業

常勤　非常勤　登録

産前6週間（多胎児妊娠の場合14週間）
（※出産予定日は産前6週間に含まれます）
産後8週間（※出産翌日から8週間）
休業できます。

※妊娠4カ月（85日）以上での死産（流産）・人工中絶の場合も産後休業の対象となります。
※出産予定日を証明する書類の添付が必要です。
※産前産後休業中の社会保険料は免除になります。

■出産祝金

常勤　非常勤（38.75H/週 勤務）

洛和会ヘルスケアシステムから支給されます。（出生日から6カ月以内）

常勤	10,000円
非常勤	7,000円

※夫婦とも職員の場合、それぞれに支給されます。

※出産時の人数に関係なく、職員 1人につき上記金額が支給されます。
※「慶弔給付申請書」を記入・押印の上、所属長経由で会計担当部署へ提出。

■出産育児一時金直接支払制度（公的制度）

常勤　非常勤（社保加入者）

全国健康保険協会より出産した医療機関に対して出産育児一時金が支払われます。出産育児一時金の金額を超えた場合、差額分の費用を医療機関に支払うことになります。
※妊娠4カ月以後の死産（流産）・人工中絶の場合も対象となります。

子どもが生まれるとき②

■まごたん休暇

常勤　非常勤(38.75H/週 勤務)

3勤務日以内で特別休暇が取得できます。(孫の出生日から3カ月以内)
※休日を除き連続の取得になります。 ※身上異動届を提出。

■出産手当金(公的制度)

常勤　非常勤(社保加入者)

産前・産後休業中は健康保険から標準報酬日額の2/3が支給されます。

標準報酬日額×2/3×日数(標準報酬日額の上限 46,330円)

日数=(産前42日±予定日とのずれ)+産後56日

※支給対象者は、健康保険の被保険者本人です。

※出産予定日の前の42日間(多胎妊娠の場合98日)と、産後56日間です。予定日よりも出産が遅れた場合は、その分プラスされます。ただし、予定日よりも早く出産するとマイナスされます。
※給付金は指定口座に振り込まれます。

■リロクラブ

常勤

出産のお祝いとしてベビー用品などがプレゼントされます。
(各自申し込みが必要です)
※詳しくは、リロクラブ(福利厚生倶楽部)会員専用ホームページを参照ください。

■家族手当

常勤

0歳~3歳到達の最初の3月末まで	3,000円
3歳~18歳到達の最初の3月末まで	10,000円

※支給条件は、家族手当・住宅手当支給・解除申請書を参照。
※支給期間は、子の年齢が18歳に達した年の年度末までとなりますので、その時点で解除申請を提出してください。
※家族構成に変更があった場合も、速やかに申請書を提出してください。
※不適格な受給が判明した場合は、さかのぼって返金していただきます。
※医師、その他一部職員については支給対象外となります。
※管理職(主任を除く)は支給対象外となります。

子育て中には①

■育児休業

常勤　非常勤　登録

子どもの養育のために、下記の期間休業できます。

対象職員	勤続１年以上の職員 男性職員も取得可能
取得期間	子が１歳の「誕生日の前日」まで ※保育園が見つからない等、1歳を超えて休業が必要と認められる場合、証明が必要 →最長2歳に達するまで延長可能(保育園に預け入れができない証明が必要) ※1歳6カ月に達した時点で延長する場合再度証明が必要 ※両親とも育児休業を取得する場合 →１歳２カ月に達するまで延長可能(父母それぞれの上限は１年間)
産後パパ育休(父親のみ)	子の出生後8週間以内に最長4週間まで、2回に分割して取得可能。 ※初めにまとめて申し出ることが必要

※育児休業中は、健康保険料・厚生年金保険料の支払いは免除となります。
※退職予定の職員は取得不可。

■男性育児休業の計画的付与制度

常勤　非常勤　登録

連続14日間の育児休業を取得することとし、その期間の給与を保証します。

〈内訳〉

育児休業　10日
公休　　　 4日
合計14日間

公休以外の10日間について、給与補償を行います。
※非常勤については、勤務予定日のみ給与補償を行います。

対象職員	勤続１年以上の男性職員
取得開始日	子の出生日または予定日から１カ月以内

※本期間中は退職金および賞与の減額はしない。

子育て中には②

■育児休業給付（公的制度） 常勤 非常勤（雇保加入者条件あり）

休業中は、雇用保険から給与支給額の約50%が支給されます（育児休業給付金）。（育児休業開始から180日までは、67%の支給）
※給付金については支給上限あり。（詳細はハローワークHP参照）

■育児に関する時短勤務制度 常勤

子どもが小学校卒業までの間、次のいずれかまたは両方の措置を受けることができます。 ※医師を除く

（1）1日2時間以内の所定勤務時間の短縮。
※短縮された時間については給与を支給しません。なお、始業時間、終業時間の分割短縮は可とします。 ※時短時間に関係なく、休憩時間は1時間取得できます。
（2）通常の所定時間および労働を超える勤務の免除。
※稟議起案必要（時短の変更・終了時も必要）

■子どもの看護休暇 常勤 非常勤 登録

子どもの看護（負傷または疾病にかかった子の世話または疾病予防を図る場合【予防接種・健康診断等】）のために下記日程が取得できます。

取得対象者		勤続6カ月以上の常勤・非常勤職員
取得期間		4/1～翌3/31の1年間
日数	3歳未満の子ども	10日以内
	小学校卒業までの子ども	7日以内

［取得要件］
※有給としての休暇は子どもの人数に関係なく10日間を上限とします。
※連続して3日間以上取得する場合は、子どもが学校または保育園を休んでいることが要件となります。
※子どもが学校または保育園を休んだ初日以降に医療機関を受診した際、休みが連続している場合は受診日以前も取得が可能です。

［提出書類］
※受診した医療機関の領収書等の添付が必要です。※事前に身上異動届の提出が必要です。

［看護休暇の時間単位取得］
※看護休暇を取得できる最小単位は1時間です。
※「始業時刻から」または「終業時刻まで」で連続する1時間単位で取得できます。

［利用方法］
「子どもの看護休暇届」に記入の上必要書類を添付し、提出ください。

子育て中には③

■育児支援・入学準備助成金制度

常勤

下記の通り、チャイルドシート、ベビーカー、ランドセル、学習机や筆記用具等の入学準備品購入補助があります。申請書はイントラネットのポータルから出力してください。

制度名称	育児支援助成金	入学準備助成金
助成内容	①チャイルドシート購入※1 一律 20,000円	③ランドセル購入※2 一律 20,000円
	②ベビーカー購入 一律 20,000円	④学習机もしくは筆記用具等またはその両方の購入※3 20,000円（合計が20,000円以上購入の場合のみ）
条件	・3歳未満の子ども１人につきそれぞれ１回 ・申請時、領収書（原本）を添付 ・出産前に購入した物も認める（申請は産後）	・小学校入学前の子ども１人につきそれぞれ１回 ・申請時、領収書の原本を添付（返却不可） ・入学１年前以降に購入した物に限る

※1 ジュニアシートは含まない。チャイルド兼ジュニアシートを含む（自動車用に限る）。
※2 ランリュックを含む。
※3 筆記用具等の中には、入学前に購入する筆箱や鉛筆、体操着や絵具セット等入学時に必要なものであれば対象に含む。
※ 20,000円未満の購入でも、一律 20,000円支給されます。（④は除く）
※入学準備助成金は6歳到達の最初の3月末までに申請してください。

■子ども用ヘルメット（ファーストヘルメット）の費用補助

常勤

対象職員	常勤職員の子ども
金額	一律 3,000円
申請方法	イントラポータルの専用フォームから申請してください。ただし3歳到達の最初の3月末までの申請とする

※申請は子ども１人につき１回とする。

子育て中には④

■ベビーシッター派遣サービス割引券 常勤

全国保育サービス協会加入のベビーシッター派遣サービスに利用できる割引券(1枚あたり 2,200 円相当)が当会を窓口にすると180円で購入できます(給与天引き)。

申請対象児童	乳幼児又は小学3年生までの児童 その他下記いずれかに該当する小学校6年生までの児童 ア)身体障害者手帳の交付を受けている場合 イ)療養手帳の交付を受けている場合 ウ)その他、地方公共団体が実施する障害児施策の対象となるなどア・イのいずれかと同等程度の障害を有する場合
1回の申込上限枚数	最大5枚(2週間以内に使用予定分のみ申込してください)
申込条件	・共働きであること ・配偶者の就労、病気療養、求職活動、就学等により又はひとり親家庭であることによりサービスを使わなければ就労が困難な状況にあること
利用範囲	ベビーシッターによる「家庭内における保育や世話」および「家庭から保育等施設への送迎」の利用に限る(施設間の送迎は不可)
使用方法	1回につき使用枚数×2,200円以上のサービスを対象とし、子ども1人につき1日2枚(4,400円分)まで使用可能
申請方法	専用メールアドレス

※全国保育サービス協会の「割引券等取扱事業所一覧」に記載されているベビーシッター会社でのみ使用可能。
※ベビーシッターとの間でトラブルがあった際は当会では責任を負いません。
※詳細は本部告知、付記にてご確認ください。

■おむつ定期便 常勤

山科区在住で0歳児を養育する常勤職員の自宅まで毎月1回、満1歳の誕生日月まで紙おむつを無償でお届けします。

[申込方法]
アンケートフォームより申し込みください。
(毎月申し込みが必要となります)
配達を希望する前月10日の12:00までに申し込みを完了してください。
(期日を超えて申し込みをされた場合、翌々月の配送となります)
お届け週の希望は確認しますが、日時の指定はできません。
※夫婦ともに当会職員である場合はどちらか一方とします。
※衛生用品のため、おむつの返品・交換はできません。

子育て中には⑤

■保育手当

常勤 非常勤

3歳以下の子どもの日常の保育(授乳・保育園・幼稚園の送り迎え等)に直接携わっている当会の職員に支給されます。

	常勤職員	非常勤職員 (前月の勤務実績が月130時間以上の者)
0～3歳到達の 最初の3月末まで	25,000円/月	月20,000円/月

＊院内保育室(洛和若草保育園、洛和イリオス保育園)利用者は対象外となります。
＊不適格な受給が判明した場合は、さかのぼって返金していただきます。
＊支給期限は、3歳到達の最初の3月末までとなります。
(停止申請書を提出願います)
＊夫婦ともに職員の場合はどちらか一人になります。
＊通園証明書の添付が必要です。

■学童保育手当

常勤 非常勤

学童保育を利用している当会の職員に支給されます。

	常勤職員	非常勤職員 (前月の勤務実績が月130時間以上の者)
月額	5,000円	4,000円

＊不適格な受給が判明した場合は、さかのぼって返金していただきます。
＊停止する際は「学童保育手当停止依頼書」の提出が必要です。
＊夫婦ともに職員の場合はどちらか一人になります。

■プロフェッショナル ママ・パパ仕事の流儀

常勤 非常勤

職員の仕事風景をドキュメンタリー動画として撮影し、子どもや家族に見てもらう企画を実施しています。

対象職員:小学1～6年生までの子どもがいる常勤・非常勤職員
募集人数:2～3ヵ月ごとに1人選出 ※応募者多数の場合は抽選となります
開催時期:Teamsの本部お知らせ、またはイントラポータルの専用フォームを確認。
申込方法:イントラポータルの専用フォームからお申込みください。

子育て中には⑥

■シングルマザー・ファーザー支援制度

(1)院内保育利用料半額制度
院内保育料が半額となります。利用する場合は、イントラネットにある「院内保育料半額制度申請書」を提出してください。

(2)公休日の院内保育利用制度

対象保育園	洛和若草保育園、洛和イリオス保育園(平日のみ)
利用料	洛和若草保育園、洛和イリオス保育園利用者は月極保育料に含む(無料) 法人外保育園利用者は、通常から半額(1)に準ずる
利用時間	9時〜16時
利用条件	利用は週1回まで シングルマザー・ファーザー支援による院内保育料半額制度申請書を提出。 他条件は現在の利用条件同様。

(3)シングルマザー・ファーザー従業員貸付制度
当会で1年以上就業し、雇用期間に定めのないシングルマザー・ファーザーの職員が利用できます。

貸付上限額	30万円(単位1万円)
利用条件	18歳以下の子どもに係る就学や養育等に関連するもの
利息	なし
返済	翌月以降の給与から月額15,000円の定額返済
振込口座	現在登録されている給与口座
申請方法	イントラポータルから申請し、後日対面手続き。 ※添付資料にて確認してください。
貸付日	対面手続きが完了し、毎週火曜日午後4 時までに申請承認されたものについて、木曜日に入金いたします。

勤務中に子どもを預けたいとき①

■院内保育室

常勤 非常勤 登録

職員の子どもを対象に院内保育室がご利用になれます。利用方法などは各園にお問い合わせください。
※両親ともに働いていることが条件となります。(勤務先は当会に限定しません)

(1)洛和若草保育園(洛和会音羽病院院内保育室)

対象園児	0歳児～就学前
保育内容	月極保育　一時保育　夜間保育　病児・病後児保育
利用時間	24時間365日

(2)洛和イリオス保育園(企業主導型保育所)

対象園児	0歳児～就学前
保育内容	月極保育　一時保育
利用時間	7:00 ～ 19:00(日・祝日を除く)

■院内保育手当

常勤 非常勤

院内保育室を利用する場合は、0歳から2歳児を対象に①常勤・非常勤職員(130時間以上/月 勤務)は登園日数に関係なく一律34,300円(給食費込)、②非常勤(4日以上/週かつ130時間未満/月 勤務)は20,000円(給食費込)を手当として支給します。これにより実質の保育料は0円となります。

対象	①常勤・非常勤(130時間以上/月 勤務)	②非常勤(4日以上/週かつ130時間未満/月 勤務)
月極保育料(0歳～2歳)	34,300円(給食費込)	20,000円(給食費込)
院内保育手当(0歳～2歳)	34,300円(給食費込)	20,000円(給食費込)
負担額	0円	0円

※支給期限は、3歳到達の最初の3月末までとなります。
※3歳から5歳児の利用者は行政へ無償化の手続きをすれば保育料の全額請求が可能です。

勤務中に子どもを預けたいとき②

■駐車場補助手当

常勤 非常勤

院内保育室を月極利用する職員に限り、むつみ会の駐車場もしくは、管理職駐車場相当の金額を支給及び、洛和ヴィライリオスの駐車場を無料で利用できます。(医師除く)
また、送迎に際してのみ(各1時間)、第三駐車場を無料で利用できます。

■病児・病後児保育室

常勤 非常勤 登録

洛和会音羽病院病児保育室よつばにて実施しています。

実施場所	洛和会音羽病院病児保育室よつば
保育内容	病児・病後児保育:0歳児〜小学6年生
利用日時	月〜土曜日(祝日・年末年始を除く)8:00〜18:00

注)利用料金などについては、洛和会音羽病院病児保育室よつばにお問い合わせください。

不妊治療及び卵子凍結保存支援制度を受けたいとき①

■不妊治療及び卵子凍結保存支援制度

常勤　非常勤(38.75H／週 勤務)

(1)不妊治療に係る費用補助(保険適用分のみ対象)

対象補助額	洛和会受診分 (IC社員証で 支払いできます)	現診療費補助制度に則る(外来) 【常　勤】 職員本人　　　　　:自己負担の100%補助 配偶者(被扶養者):自己負担の50%補助 配偶者(上記以外):自己負担の20%補助 【非常勤】 職員本人 :自己負担の50%補助
	他法人受診分	【常　勤】 職員本人　　　　　:自己負担の70%補助 (上限月額56,000円) 配偶者(被扶養者): 自己負担の50%補助 (上限月額40,000円) 配偶者(上記以外): 自己負担の20%補助 (上限月額16,000円) 【非常勤(38.75H / 週 勤務)】 職員本人　　　　　:自己負担の50%補助 (上限月額40,000円)

※配偶者の診療費を申請する場合、保険証の写し(扶養確認のため)を添付してください。
※受診月ごとに1枚申請書を作成してください。
※受診月の翌月8日までに申請されたものは、申請月の翌月給与時に支給します。
※対象は、受診日の翌月末までの領収印があり かつ受診日から1年以内に補助申請したものとなります。

不妊治療及び
卵子凍結保存支援制度を受けたいとき②

(2)卵子凍結保存に係る費用補助(1人1回限り)

対象者	当会で1年以上就業した40歳未満の女性職員
上限補助額	【常　勤】200,000円 【非常勤】100,000円(38.75H/週 勤務)

※支援制度に関しては、受診月ごとの請求ではなく、上限補助額を超えた際に一括申請してください。(1人1回限りの申請)

(3)不妊治療、卵子凍結保存を目的に利用できる貸付制度

対象者	当会で1年以上就業した常勤職員及びその配偶者
貸付金上限額	30万円
利用条件	不妊治療及び卵子凍結保存(更新費用含む)に係る資金を必要とするとき
利息	なし
返済	翌月以降の給与から、毎月25,000円の定額返済
振込口座	現在登録されている給与口座
申請方法	イントラポータルにて申請後、治療などの実施状況のわかるもの(領収書や診断書等の写し)を本部人事部門【支援金担当者】宛てに送付してください。
貸付日	提出書類などの確認が完了し、毎週火曜日午後4時までに申請承認されたものについて、木曜日に入金いたします。

不妊治療及び
卵子凍結保存支援制度を受けたいとき③

(4)不妊治療を理由とした短時間勤務制度

対象者	不妊治療を受ける常勤･非常勤職員
内容	最長2年間の短時間勤務を認めます。

※1日の所定勤務時間は4時間以上(最大3時間45分短縮)とし、日数の短縮は不可とします。
※不妊治療を受けていることが分かる書類(診断書や厚生労働省が作成している不妊治　療連絡カード等)を提出してください。

(5)不妊治療を理由とした休職制度

対象者	不妊治療を受ける常勤･非常勤職員
内容	最長2年間の休職を認めます。

※不妊治療を受けていることが分かる書類(診断書や厚生労働省が作成している不妊治　療連絡カード等)を提出してください。

第5章

民間病院が担う使命

民間病院が地域医療を変える

ＮＰＯ法人「ＶＨＪ」は、「医療の質と経営の両立に加えて、教育に力を入れる病院群を作る」を理念とし、１９８３年に結成された全国の民間病院のネットワークだ。「Voluntary Hospitals Japan」の頭文字をとって命名された。現在、名を連ねているのは「河北総合病院」（東京）、「亀田総合病院」（千葉）、「恵寿総合病院」（石川）、「相澤病院」（長野）、「聖マリア病院」（福岡）、「今村総合病院」（鹿児島）など42病院。まさに日本の地域医療を担うリーディングホスピタルばかりだ。

私は今、このネットワークに所属する優秀な民間病院の理事長や医療関係者に刺激を受け、大きな学びを得ている。このネットワークには、洛和会のようにオーナー系の病院が多いことと、やがて私と同じように代替わりを経て、次世代の理事長が経営の先頭に立つ病院も多い。今は年に数回、その年の幹事たちが全国の会員の病院を訪問し、学習会や交流会を行ってきた。最近では、理事長だけではなく、これからの組織を担う幹部候補生など、優秀な人材同士の交流を図る場ともなっていて、共同の臨床研究なども盛んに行われている。

　そもそも、この民間病院のネットワークは、米国の「Voluntary Hospitals America」という歴史ある民間病院のネットワークに由来している。その歴史は米国で「メディケア・メディケイド」のプログラムが導入された1965年代まで遡る。この「メディケア」の制度は、65歳以上の高齢者、身体障がいを持つ人、および透析や移植を必要とする重度の腎臓疾患を持つ人を対象とした医療保険制度で、米国の連邦政府が運用している。また、低所得者を対象にする「メディケイド」は、連邦政府と各州が運用している。米国では、これらの制度の対象外となる人は、民間の保険に加入することになるのだが、これが現在の米国の医療制度の基礎となっている。

　この制度の発足後、米国では株式会社経営の民間病院が続々と増え、1980年代には全病院の25%を超える数に達した。このとき、地域におけるコミュニティーホスピタルや、NPOが運営する非営利の病院が単独では生き残れなくなるのではないかという危機感から設立したネットワークがVHAだった。その後、紆余曲折を経て、現在は、米国各地で社会課題を含めた地域医療に貢献している、民間病院のネットワークに落ち着いた。

現在、日本の病院に占める民間病院（私立病院）の割合は81％を占める。しかし、これまで、地域の「診療所」や「クリニック」などの開業医のネットワークである「日本医師会」など、個人の医師のネットワークはあっても、ＶＨＪのように各病院の理事長など経営者同士が、お互いの病院の施設やバックヤードを視察するなどして交流する機会はほとんどなかった。その理由として、民間病院は公的病院と違って補助金など税金が投入されていないので、通常の民間企業と同じように当然だが利益を追求しなければならないということがある。だからこそ、病院経営に関わる具体的な内容やノウハウは、各病院の機密情報なので同業者に公開してこなかったのだ。

また、病院を開設する場合、都道府県知事など行政の長に開設の許可申請を行い、許可を受ける必要がある。一つの地域における病床数は厳密に管理されており、仮にその地域が病床過剰地だとすれば、病院の開設ができない場合もある。つまり、病院同士がベッドの奪い合いをしてきた歴史があるのだ。だからこそ、同業者には手の内を明かさないのがセオリーだったのだ。こうした配慮もあり、ＶＨＪに参加する病院は、診療圏が重ならないことを条件に、県単位で厳選されている。参加は会員病院の推薦制だ。

私の父は、「地域医療」という分野がまだ脚光を浴びていない時代から、少子高齢化の時代には、必ず地域医療が日本再生の鍵になると確信していた。およそ40年前、この思いを同じくする河北総合病院の河北博文理事長、亀田総合病院の亀田俊忠理事長、「手稲渓仁会《ていねけいじんかい》病院」の加藤隆正理事長ら数人で、このネットワークを立ち上げた。地域医療を「経営」と「質」の両面から底上げするためには、それぞれの病院の成功と失敗の知見を、志を同じくする仲間と積極的に共有し議論することで、新たなアイディアが生まれるのではないかと考えたのだ。

今、ＶＨＪのネットワークは着実に実を結んでいる。例えば、年々高騰する診療材料・医薬品、そして高額医療機器などの共同購入はその一つだ。会員病院が集まって、メーカーと交渉することで、購入費用を割安にできるのだ。安定的な財源を確保するためにも、こうした共同購入のメリットは大きい。また、大規模な災害が発生した際には、ＶＨＪの要請に基づき、各地に医療チームを派遣する協力体制を構築している。２０２４年1月に発生した能登半島地震の際は、災害直後から活動できる機動性を備えた災害派遣医療チーム「ＤＭＡＴ」を石川県立中央病院に派遣するとともに、ＶＨＪの会員病院でもある石川県七尾市にある恵寿総合病院に、洛和会所属の看護師17人を順次派遣し、医療活動支援を行った。こうした民間同士の災害支援のネットワークも、このＶＨＪの大きな役割の一つだと考えている。

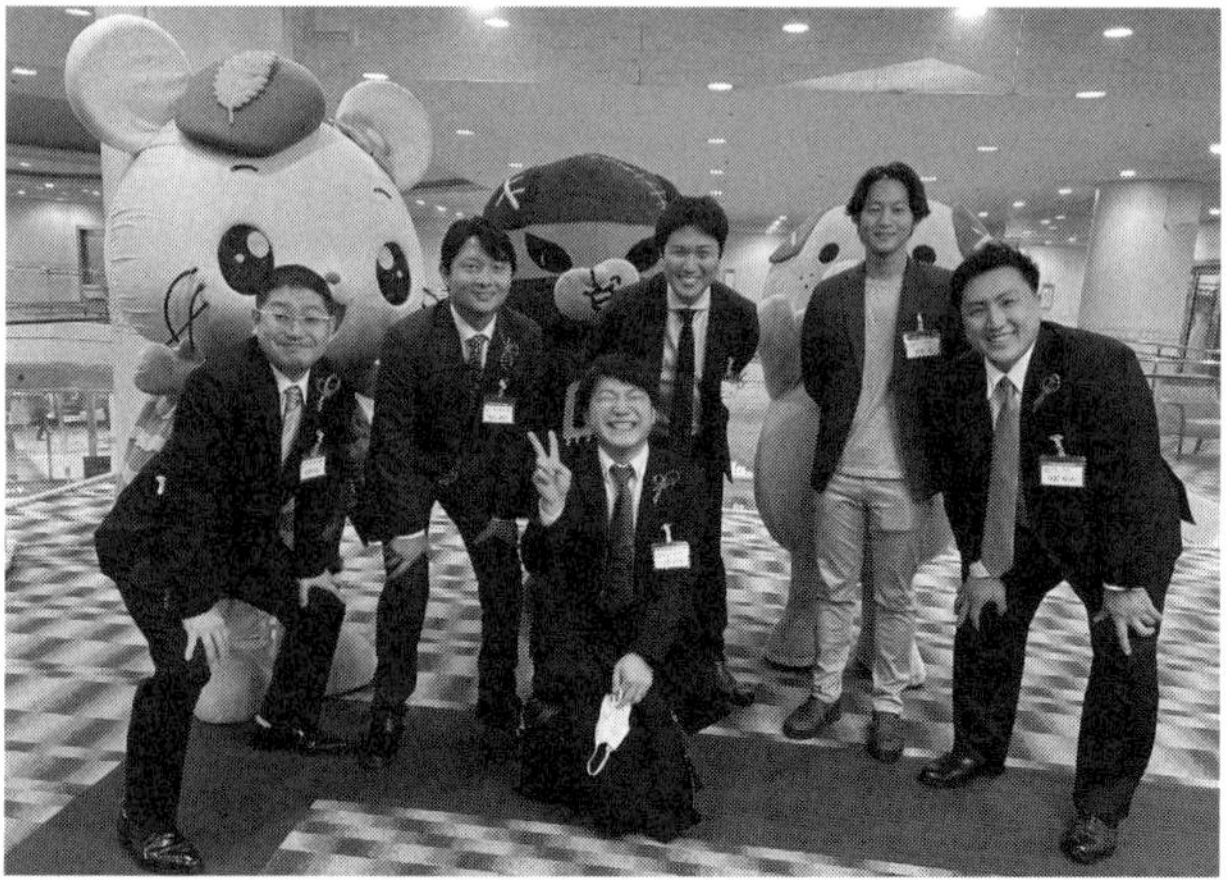

左から相澤克之先生（相澤病院）、亀田俊明先生（亀田総合病院）、井出大志先生（聖マリア病院）、神野正隆先生（恵寿総合病院）、河北光先生（河北総合病院）、矢野裕典。2023年ＶＨＪ総会（HITO病院にて）

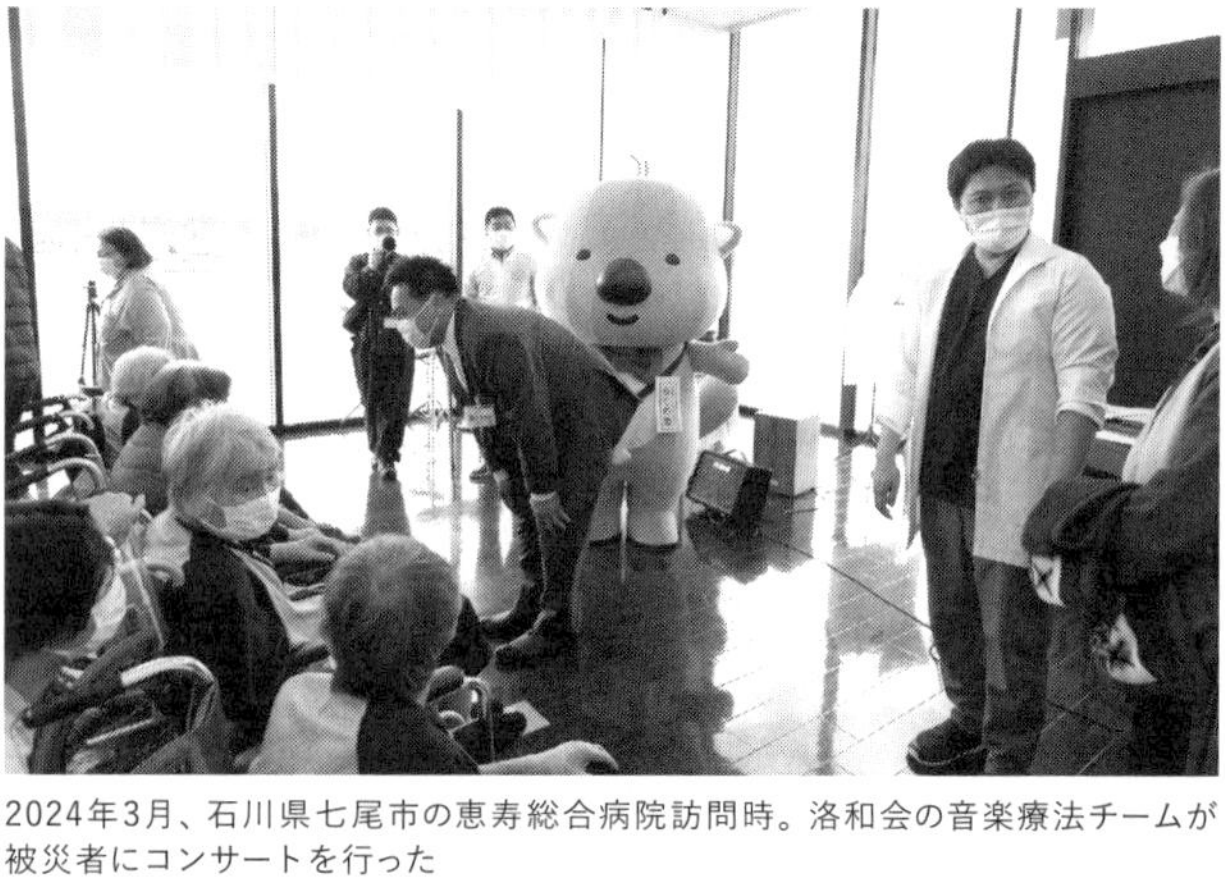

2024年3月、石川県七尾市の恵寿総合病院訪問時。洛和会の音楽療法チームが被災者にコンサートを行った

「ＶＨＪ」の先進的な取り組み

各地域で実績をあげている「ＶＨＪ」の会員病院では、医療業界でも先進的な取り組みを率先して取り入れている。

例えば、「麻生飯塚病院」（福岡）では、職員全員で医療サービスの質を向上させるため「ＴＱＭ」活動を積極的に展開し、また、看護師の導線に着目した「セル看護提供方式」を採用している。ＴＱＭとは、「Total Quality Management」の略語で、「総合的品質マネジメント」と呼ばれる。もともとは製造業の現場で商品の質の維持・向上を図っていくための考え方、取り組みだ。

先進的な医療現場では早くから取り入れられ、医療の質の管理だけでなく、医療事故の原因究明、再発防止、未然防止の観点から注目されている。

また、麻生飯塚病院が導入した「セル看護提供方式」では、看護部長以外の日勤看護師全員が、患者を均等に受け持つことで、看護師一人の業務量を決定的に減らすことに成功。セルとはもともとは、製造物流の分野で使われていた用語で、製造業において一人、または、少数の作業チームが、セルと呼ばれる製造ライン上で、製品の組み立てから完成までを受け持つセル生産方式をいう。

さらに、スタッフステーションと病室までの動線の無駄を極力省き、例えばカルテを書く際に必要な患者情報は、患者のケアをしながら、パソコンを載せた移動式ワゴンを使って患者のもとで行う。

患者の傍らでケアをする時間を最大限確保することで、医療の質の向上とともに、看護師のよりよい働き方にも大きく貢献できる手法として医療業界で注目されている。「洛和会ヘルスケアシステム」でも、こうした他病院の取り組みに刺激を受け、このTQM活動の推進をしている。私が2022年に理事長に就任して以降は、組織内に「TQM支援センター」を立ち上げ、まずはこの概念を組織に浸透させるとともに、従来から個々人や部署で行われてきた業務改善の意識を、組織全体の活動へと発展させる取り組みを続けてきた。

2020~2023年に取り組んだTQMの課題は286件ある。そのなかで過半数を占めるのが、旧来からのシステム（組織、制度、体制、手順）の変更だった。次に「IT化」（デジタル化）、「省力化」（やめる、減らす、負担軽減）、「風土改革」（閉鎖的な価値観、考え方、慣習の転換）と続く。それが「ムダ」「ムリ」「ムラ」の解消だ。

ＩＴ化や省力化の取り組みとしては、私が理事長になって以降、「電子請求書のシステム導入と請求書業務の効率化」や「押印・捺印廃止と業務効率の活発化」、「業務用ｉＰｈｏｎｅの貸与とＴｅａｍｓの活用」などが挙げられる。

風土改革の課題として挙げられたのは、医療の現場からは「出勤時間が早すぎる風土の変化　始業時間の見直し」「当直明けの職員が帰りやすい職場風土の醸成」など働き方の改善の提案だ。また、「診察費の未回収削減」「退院時業務のタスクシフト、タスクシェア」などの課題解決策も提言された。

各部署が課題解決のために確立した手法は、医療・介護・保育・教育の部署に設置されたＴＱＭ委員会で共有され、各現場で活用することが徹底されている。単に業務の省力化だけでなく、そこにシステムの変更とＩＴ技術の導入がセットになることで、それぞれの現場に即したアイディアが生まれる。ややもすると、歴史ある病院ほど「昔からやっているから変えることはできない。変えないほうがいい」という固定観念が組織を支配していることもある。それを壊すのが私の役割だった。

「積極的に変えるものは変える」と、理事長が先頭に立って言いだしたことで、職員の心理的安全性が高まり、現場から変えるべきものは変えようという声が自主的に上がるようになった。こうした日々のＴＱＭ活動によって、働く現場の質と効率は格段に上がっている。

そして、ＴＱＭ活動の実績を、洛和会ヘルスケアシステムの職員全体で共有する機会が、年に一度行っている「洛和会ヘルスケア学会」というイベントである。ここでは各部署の職員が、この一年で実績を上げたＴＱＭ活動や、患者サービスのあり方、最新医療機器導入の実績、そして専門的な学術論文の発表などの研究成果も紹介される。オンラインも含めると３０００人が参加するこのイベントは、洛和会ヘルスケアシステムの恒例行事になっている。

こうした日々の改善への取り組みは、民間企業では当たり前のことだが、それにしても、「電子請求書の導入」や「押印・捺印の廃止」など、つい最近まで導入されていなかった事実は、医療業界がいかに世間から遅れているかという証左である。それでも洛和会は、先進的な取り組みを導入している部類に入る。なぜ、このような地道な取り組みを繰り返しているのかといえば、経営の黒字化と、質が高く安心できる医療の両立を徹底して図るためだ。

VHJの会員病院一覧

医療法人渓仁会 手稲渓仁会病院（北海道）
社会医療法人母恋 日鋼記念病院（北海道）
社会医療法人北斗 北斗病院（北海道）
社会医療法人孝仁会 札幌孝仁会記念病院（北海道）
社会医療法人孝仁会 釧路孝仁会記念病院（北海道）
一般財団法人竹田健康財団 竹田綜合病院（福島県）
株式会社日立製作所 日立総合病院（茨城県）
株式会社日立製作所 ひたちなか総合病院（茨城県）
社会医療法人河北医療財団 河北総合病院（東京都）
医療法人社団永生会 永生病院（東京都）
医療法人 鉄蕉会 亀田総合病院（千葉県）
社会医療法人ジャパンメディカルアライアンス 海老名総合病院（神奈川県）
社会医療法人財団董仙会 恵寿総合病院（石川県）
医療法人 立川メディカルセンター 立川綜合病院（新潟県）
社会医療法人財団慈泉会 相澤病院（長野県）
社会福祉法人 聖隷福祉事業団 総合病院 聖隷浜松病院（静岡県）
社会医療法人厚生会 中部国際医療センター（岐阜県）
社会医療法人蘇西厚生会 松波総合病院（岐阜県）
トヨタ自動車株式会社 トヨタ記念病院（愛知県）
社会医療法人杏嶺会 一宮西病院（愛知県）
社会医療法人岡本病院（財団）京都岡本記念病院（京都府）
医療法人社団洛和会 洛和会音羽病院（京都府）
社会医療法人 仙養会 北摂総合病院（大阪府）
宗教法人在日本南プレスビテリアンミッション 淀川キリスト教病院（大阪府）
公益財団法人田附興風会 医学研究所北野病院（大阪府）
社会医療法人三栄会 ツカザキ病院（兵庫県）
公益財団法人大原記念倉敷中央医療機構 倉敷中央病院（岡山県）
一般財団法人津山慈風会 津山中央病院（岡山県）
社会医療法人石川記念会 HITO病院（愛媛県）
社会医療法人近森会 近森病院（高知県）
社会医療法人恵愛会 大分中村病院（大分県）
株式会社麻生 飯塚病院（福岡県）
社会医療法人雪の聖母会 聖マリア病院（福岡県）
社会医療法人共愛会 戸畑共立病院（福岡県）
公益財団法人慈愛会 今村総合病院（鹿児島県）
一般社団法人藤元メディカルシステム 藤元総合病院（宮崎県）
社会医療法人仁愛会 浦添総合病院（沖縄県）
社会医療法人友愛会 友愛医療センター（沖縄県）

地域のために中・長期的視点で経営を考える

現在、全国には８２７３施設の病院があるといわれている。そのなかで洛和会のような医療法人が経営する民間病院が占める割合は、およそ81％（６７５０施設）だ。ちなみに、国が運営する国立病院３・９％（３２２施設）、地方自治体が運営する公立病院が10・４％（８５７施設）、その他、公的病院４・２％（３４４施設）となっている。

病院の収入は診療報酬制度による報酬が基本だ。一方、支出は、医師や看護師など人件費、医薬品費、診療材料費、減価償却費の順番になっていて、この支出の内容は公立病院と民間病院で変わることはほとんどない。

ただし、赤字が出た場合、同じ病院でも民間病院と公立病院とでは、経営面での待遇がまったく異なる。公立病院の場合、運営する自治体が財政的に豊かであれば、年間数十億円の「繰入金」という名称の税金が投入されている。もちろん、原則として独立採算を求められているが、特定の条件を満たす経費については、自治体が公営企業の経費の一部を負担できる構造になっているのだ。特定の条件とは、「医療のみならず保健・

予防・医療関係者の養成、へき地における医療等一般の医療機関に常に期待することのできない業務」と国は定めているが、非常に曖昧だ。つまり、採算上は赤字でも、この繰入金制度の経常収支が黒字になっている公立病院は多数ある。公立病院への繰入金の原資は税金で、その総額は８０００億円前後で推移している。

これに対し、民間病院にそのような国の補助制度はない。それどころか、民間病院は民間企業と同じように、毎年、国に税金を納めて病院経営を行っている。経費の一部を税金で賄うことができる国公立病院と、法律に基づいて税金を払って経営している民間病院の間で、果たして公平・公正の競争が成り立つのだろうか。それでも、各地の市町村が運営している公立病院の80％が赤字だという。言うまでもなく、民間病院でも赤字経営の病院はあるが、その意味は大きく異なる。経営が行き詰まれば、それは廃業を意味する。

それにしても、なぜ公立病院は慢性的な赤字から脱却できないのか。公立病院の赤字経営は今に始まったことではない。２００１年の時点で公立病院は全国で９７０施設あったが、その50％がやはり赤字で、累積欠損金は１兆４０００億円だった。その後、診療報酬の切り下げも手伝って、2006年の時点では75％の公立病院が赤字となり、累積欠損金は1兆9736億円にまで膨れ上がった。そこで総務省は2007年に「公立病院改革ガイドライン」を示し、公立病院に「病床利用率や人件費率の効率化」「近隣の病院との機能重複を避ける再編」「指定管理制度の導入」など、経営の改革プランを提出させた。国が公立病院に「経営体制を見直せ」と指摘したのだ。

私は、公立病院の慢性的な赤字体質は、「公」ならではの無駄遣い、高コスト体質が問題であり、各病院そのものに経営感覚が欠如していることに他ならないと考えている。また、診療報酬が下げられたことで、公立病院の赤字を生んだという議論もあるが、診療報酬の削減は民間病院の経営も等しく圧迫しているので、必ずしもそれだけが赤字の理由にはならない。

公立病院と民間病院とでは、働く医師や看護師の待遇も異なる。公立病院で働く医師・看護師は「地方公務員」で、国立病院の場合は「みなし公務員」、厚生労働省が直接運営している国立病院（宮内庁病院など）の場合は「国家公務員」となる。つまり、公立病院で働く職員は公務員待遇なのだ。福利厚生は充実しているし、ボーナスも支給される。現在、各地では医師不足・看護師不足が叫ばれているが、公立病院の看護師と民間病院の看護師との生涯年収の差が、1億円も違うという地方もあるから、民間病院に優秀な人材が回ってくるわけがない。

私は「へき地医療」や「小児科・産科医療」などの不採算医療の分野について、公立病院が受け持つ意味合いは大きいと考えている。ただし、「へき地」は都市部以上に進む少子高齢化の波に呑まれ、住民数の減少とともに財源そのものが縮小しつつある。だからこそ、莫大な赤字を垂れ流しにしたまま、公立病院を維持する必要性がどこまであるのか、各地域で議論になっているのは当然だと思う。

地域には、地方の公営事業である「下水道」「電気」「水道」「ガス」「交通」があり収益をあげているが、病院だけが常に赤字で自治体財政を圧迫している現状には、税金を納める地域住民の一人として首をかしげるばかりだ。ただ、公立病院は「不採算医療の提供」という目的もあるため、そもそも、赤字ありきの経営に甘んじているのだ。

公立病院の赤字は、ほとんどの公立病院のトップに医療経営のプロフェッショナルがいないことが最大の原因だと私は考えている。彼らが本気で自分の病院の経営を黒字化しようと考えているとは思えない。なぜなら経営が赤字であっても、職員の待遇には影響しないからだ。私は公立病院の関係者に、民間病院がどのような努力で無駄な業務をなくしてコストを削減し、財政健全化を図っているのか、その実態をぜひ、見てほしいと思っている。

例えば、「洛和会丸太町病院」では、病棟業務の一環として毎食ごとの配茶業務を行っていた。入院している患者さんに、職員がお茶を入れて配るサービスだったが、丸太町病院には、150床の病床があるので、すべてを回るとなると、相応の手間と時間を必要とした。そのうえ、新型コロナウイルス感染症などの感染リスク、取扱者の火傷、異物混入などによる安全管理リスクを考えると、この配茶業務を廃止し、その代わり、入院セットにペットボトルを組み込み、また、自動販売機のお茶や水のラインナップを見直すことで対応した。

毎日の配茶業務にかかる時間とコストを削減することで、服薬など患者の食事のケアに集中できる時間を増やし、職員の労働時間を減らすことができたと、現場からも聞いている。これも「TQM」活動の一環で見直した制度だが、こうした努力の積み重ねで、部署ごとの無駄なコストを削減し、生産性を上げているのだ。

私は今後、公立病院の機能の一部は、経営能力のある民間病院に「指定管理」という形で預ける地域が増えてくるのではないか、と考えている。こうした「医療の民営化論」

を唱えると、民営化すると利益追求をするあまり、医療の質やサービスが低下するのではないか、と反論されることがある。

しかし、よく考えてみると、世の中の8割の病院が民間病院で、とくに地域医療を担っているのは、千葉県の「亀田総合病院」、長野県の「相澤病院」などのように、亀田家、相澤家という、家業として代々その地に医業の看板をかかげてきた、いわゆるオーナー病院だ。家業として地域に根を張り、その地域の人を支え、支えられながら家業を営んできたオーナー経営者が口を揃えて言うことがある。

「もはや自分の病院だけが生き残っても、地域そのものが成り立たない」

つまり、自分たちだけの利益を追求するだけでは、もはや地域そのものが成り立たず、自分たちの家業も続かないことを理解しているのだ。

公立と民間が同じ土俵でしのぎを削っているのは、もはや「医療」と「教育」の分野しかない。例えば、教育の分野でも、早稲田や立命館などの私学がすべて営利目的で成り立っているわけではなく、公立にはできない独自の尖った教育方針を掲げて、公立に引けをとるどころか、それ以上の成果を上げている。私は医療の世界もかくあるべきだと考えている。

だからこそ、私はなんでもかんでも民営化すればいいという意見には反対だ。利益優先型の「株式会社」や「ファンド」など、他業種が関わる民間病院の拡大や進出には反対、という立場だ。つまり、公の機能を民営化し、医療の質やサービスを落とすことなく、むしろ、その価値を高めることができるのは、地域で数十年、百年の歴史と実績のあるオーナー系の民間病院だと私は確信しているのだ。

しかし今、その「営利だけを求める民間企業」が、この地域医療の業界に進出しつつあるのも、また現実だ。ネットなどで検索すると「病院再生支援事業」の名のもと、大手総合商社や民間ファンドが続々と参入している記事が多数見られる。

この先、高齢社会が進めば進むほど、病院の需要は増える。しかし、本書でもこれまで指摘してきた通り、腕のいい医師が、必ずしもいい経営者とは限らない。少子高齢化によって今後、診療報酬はさらに抑制が進み、赤字経営の病院はさらに増えることは間違いない。そこに経営再建を生業にしているプロが目をつけないわけがないのだ。事業再生ばかりではない。倒産寸前の病院を第三者に継承する「クリニックM&A」も幅を利かせている。この傾向は医療分野だけではなく、介護の分野でも同時に進んでいる。

こうした経営再建のプロと、私たちのようなオーナー型の民間病院では何が違うのか。

はっきりしているのは、数年という短期間で財政健全化を図り、赤字経営から黒字経営への転換を目的にする彼らに比べると、私たちのオーナー企業は、はるかに中長期のスパンで地域医療を考えている、ということだ。それは断言できる。

そもそも、京都には創業から百年は当たり前、中には千年、事業を継承してきた、いわゆる「老舗」と呼ばれる民間企業がいくつもある。共通しているのは、目先の利益だけを追求するのではなく、その事業をその地域のために、次世代のために継承していく、という考え方に立っている点である。私は少なくとも現時点で、日本の地域医療においては、こうしたフィロソフィーを持つことが最重要だと確信している。

ＡＩを医療経営に生かす

今後、地域医療に限らず、医療全体の鍵となるのは「ＡＩ」だ。

囲碁の世界に登場した「AlphaGo（アルファ碁）」というＡＩが、２０１５年に当時のヨーロッパ王者に勝利したニュースを聞いてから、これは、いずれＡＩが社会のインフラになる日が来ると確信していた。それから、およそ10年が経とうとしているが、医療分野においてＡＩがインフラとして定着する道のりはまだまだ遠い、というのが実感だ。

それはなぜかというと、囲碁には囲碁のルールがあって、そのルールの上においてＡＩは、人間の知能を凌駕する力を発揮するのだが、「医療」の世界には、ルールが確定しているようで、確定していないからだ。

例えば、新型コロナウイルス感染症の流行当初、マスクをする、濃厚接触をしないといった、「ウイルスに感染しないこと」がルールだったが、ワクチン登場以降は、「なるべく早くワクチンを接種する」というルールに変更となった。ＡＩはルールが確定していて不変なものに対しては最適解を導いてくれるのだが、ルールが不確定な医療の世界では、例えば、人間に代わってＡＩが患者の対応をするといったことは、まだまだ実現しないだろう。つまりＡＩは、与えられた課題を「解く」能力は高いが、課題そのものを「作る」「定義する」ことは難しいということだ。

私が常に考えているのは、病院でＡＩを活用する場合、どのようなインターフェイスを通じて、患者と接点を持つことになるかだ。今、医療業界で注目されているのが、ＡＩによる病理診断や画像診断だ。日本では個人情報保護法が壁となって、指標となるだけの画像を取り込めていないので、実用はこれからといわれているが、もし、これが実現すれば、画像解析の精度は革命的に一気に進むだろう。私は今後、このような医療情報の集積、そして解析において、ＡＩを使わない手はないと考えている。

そうなれば、予防医療の分野でもＡＩは活躍するだろう。膨大な検診・健診データを用いれば、どういう人が認知症になりやすいのか、また、どのような症状が出たときが発症のサインなのか、などの予見ができるだろう。

例えば、耳が聞こえにくくなるといった難聴の症状が出ると、認知機能障がいとなる傾向があることがＡＩの解析によってわかっているのだが、仮にそうだとしたら、その段階で補聴器外来を紹介したり、家族、友人など患者の周囲の方にあらかじめ状況を説明して、「まずは認知症の予防からやっていきましょう」などと、先回りして対処ができる。認知症の症状が出てから、突然「認知症です」と宣告するよりも、患者も周囲も心持ちが明るくなると、現場の医師は言うのだ。

膨大な診療データの蓄積だからこそ、そのデータに説得力が宿る。

一方、医療ＡＩの進化は、例えば生体データさえあれば、病院に行かずとも自分の体の状態がどうなっているのか、判別できる時代が来るだろう。

すでに日々の生体データを採取するためのデバイスはあって、生まれた瞬間から、ＡＩが自分の生体データを管理するのだ。そうなると、病気のときにしか診察しない医師よりも、日々のデータを有しているＡＩのほうが、その人の健康状態をより的確に把握していることになる。だとすれば、これまで病院でしかできなかった「問診」という行為が、ＡＩを使えば自分でできてしまう時代が来るのだ。これを「医療の民主化」と呼ぶそうだが、そうなると、「本当に病院は必要なのか」とか「本当に医師は必要なのか」という議論にもなる。

私は病院の役割は、患者の問いに答えることだと考えている。その問いとは、「私は今、どんな状態で、今後、どうなるんですか？」ということだ。これに対し、同じような症状の患者を診てきた医師は、「こういう症状が出ているので、やがてこうなります」と、経験値をもとに、その患者の未来を予測するのだが、病院の役割がそれだけであるならば、その機能はＡＩに取って代わられてしまう可能性がある。言語の壁だって軽々と越えてしまうだろう。

しかし、患者の気持ちとしては、タブレットやロボットに診断されたほうがよいのか、感情や個性のある人間の医師に直接、診断してもらいたいと思うのか、心情は分かれると思う。私が10代の頃から尊敬している、ソフトバンク創業者の孫正義氏は、ＡＩは必ず人間と共存するし、できると断言している。今後はＡＩを使いこなせる病院が、生産性でも競争力でも生き残るのだと思う。そのためには、ＡＩが活躍できるインフラ整備が急務だ。その大前提は診療のデジタル化なので、「日本で一番ＡＩを活用するグループになる」と宣言している洛和会では、その基盤整理に力を入れているのだ。

また、医療現場におけるＡＩの進化は、職員の業務負荷の軽減には、間違いなくつながるだろう。例えば、カルテの入力など医療従事者の記入物の自動生成、個人情報の保管・管理の自動化、音声認識ＡＩの解析機能を使って利用者や医療従事者のストレス値の把握など、大いに期待できる。こうした医療分野におけるＡＩの進化は、今後数年で大きく変わるだろう。

私もその行方はいまだに理解できていないに等しい。ただ、ＡＩを経営に取り入れる医療法人とそうでない医療法人とでは、数年後、とんでもない医療サービスの格差が生まれていることだけは間違いない。時代は大きく変わる——その変化の最前線で、私はＡＩを医療経営に生かしたいと考えている。

医療業界におけるSNS広報

私が今、最も力を入れているのが広報だ。新型コロナウイルス感染症の蔓延以降、病院と患者さんとのコミュニケーションだけでなく、世界的に人と人とのコミュニケーション方法は大きく変わった。人の手を介在する冊子などの紙媒体は避けられ、ネットやSNSなどでのコミュニケーションが主流になっている。当初、SNSは「遊び」の道具。とくに医療分野において、仕事での活用にはネガティブな意見も多かった。

しかし私は、日本一働きやすい医療法人を目指すために取り組んだ福利厚生の改善、そして理事長としても想いを伝えるためには、SNSが最も効果的ではないかと考えた。

私自身が「理事長としての使命は何か」と考えたとき、やはり職員の確保が一番と考えている。

少子高齢化社会のなか、継続可能な組織を運営していくには、洛和会が頑張っているという姿、そして経営トップの想いを社会に正しく伝え、想いに共感してくれる仲間を増やす必要がある。

私が理事長就任直後、育児休暇を取得したように、「まず、私がSNSで発信していこう」と考えた。

インスタグラム、TikTokで理事長アカウントをスタートさせ、YouTubeチャンネルでも理事長動画として年間50本の配信を行った。

インスタグラムでは、洛和会全体で120を超えるアカウントを運営し、音羽病院産婦人科アカウントにおいてはフォロワー数6000人弱、人気動画の再生数は300万回近い再生数となっている。

産婦人科アカウントの投稿だけでなく、理事長アカウントにおいても、投稿のラインナップは若い職員が中心となって決めている。投稿をヒットさせるにはコツがあるらしく、流行に敏感な若い職員の発想が大切で、現場には慎重になりすぎず、若手のアイディアを情報発信に生かすようといつも伝えている。

トップ広報の影響力は絶大で、そこに職員も賛同して現場それぞれからもどんどん広報活動を行うようになった。

私の発案で公式キャラクター「らくの助」も誕生した。洛和会内での各種イベントだけでなく、地域や公的機関とのイベントなどでも活躍してくれている。そして、ECサイトでのグッズ販売、LINEスタンプの配布をして、その利益はすべて寄付している。

またSNSだけでなく、ラジオや冊子などのいわゆるオールドメディアといわれるものに関しても見直しを行った。

地元放送局のAMラジオでも「ココロらくわくラジオ」をスタート。毎週日曜放送しており、医師をはじめ各分野の職員が、リスナーの役立つ情報や洛和会の取り組みなどを放送している。また理事長回では、京都府知事や市長、京都の老舗企業の若手経営者など、さまざまな方にゲスト出演いただいている。毎回、放送後記として、私の感想もSpotifyやPodcastで発信している。

広報誌の見直しで一度廃止となった社内広報誌も再開。新型コロナウイルスもいったん落ちついてきたことを受けて、「紙」の広報誌を手に取って読む大切さを改めて伝えたいと思い、再開した。職員だけなく、その家族にも読んでもらいたい。という思いから、職員の自宅にも配送している。

私は決して特別なことを行っているわけではない。祖父、父から「職員を大切にする」という想いを叩き込まれてきた。この想いは、初代が創刊した広報誌「らくわ」の中で、40年間脈々と受け継がれている。

伝え方が今の時代に合った媒体へ変えていっているだけで、行っていることは先代と変わらないと考えている。

これらの取り組みは、少しずつ採用活動にも効果が出てきている。令和6年度は新卒採用298人、介護職だけで50人という結果にもつながっており、研修医や新入職員からも理事長の動画を見て入職したという話も耳に届いている。

改めて「広報」とは何か。私なりに考えてみた。

広報の定義としては「組織や個人が、目的達成や課題解決のために、多様なステークホルダーとの双方向コミュニケーションによって、社会的に望ましい関係を構築・維持する経営機能」とある。

私はこの定義の中でも「双方向コミュニケーション」が非常に大切と考えている。前段でも述べたように、父は典型的なトップダウン型。職員への一方的な発信が多かった。しかし、私の一番の顧客は職員であることから、職員との双方向コミュニケーションを積極的に行っている。

メールアドレスの公開やＳＮＳのＤＭも開放している。職員との交流のため、理事長室で定期的に座談会も行っている。

そうやって職員個々の意見を吸い上げ、福利厚生に反映したり、私自身の想いを直接伝えられるよう今後も継続していく。これも私にとっての広報である。

実は今年7月、東京ビックサイトで行われた「病院広報アワード２０２４」（CBnews主催）の経営者部門で「大賞」を受賞した。このイベントは、全国から病院広報の事例を集め共有し、優れた病院を表彰し、病院広報を活性化する目的で開催されている。

経営者部門は今年が初めてのなか、理事長自ら法人のアイコンとなって情報を発信する例は珍しいらしく、その点が評価されたのは大変光栄に思う。これからも私自身が先頭に立って、洛和会ヘルスケアシステムの周知に全力を賭したいと思う。

あとがき

本書の執筆中、ある訃報が飛び込んできた。「医療法人徳洲会」グループの創始者、徳田虎雄氏が86歳でお亡くなりになったのだ。「まえがき」でも触れたように、私は、一代で日本最大級の医療グループを作り上げた徳田氏を尊敬し、その経営手腕に影響を受けてきた。

徳田氏が徳洲会を立ち上げたのは1975年。この時代、日本の医療制度は発展途上だった。鹿児島の離島、徳之島出身の徳田氏は、日本の「中央」と「地方」には歴然たる格差や差別が存在したと語っている。医師を志すきっかけは、幼少の頃、実弟を病気で亡くしたことだった。当時、へき地である離島の医療環境は脆弱で、都市部と同じように整備されていれば、助かった命だった。

徳田氏は大阪大学医学部を卒業後、1973年、大阪に最初の「徳田病院」を開設し、24時間365日の「絶対に断らない」救急対応を合い言葉に、翌々年、徳洲会グループを旗揚げする。そして、四半世紀かけて、全国に70以上の病院を有する日本最大の医療グループを作り上げたのだ。

しかし、徳田氏の医療改革の野心はそれで終わらなかった。日本の医療制度を変えるためには、日本の政治の中枢を改革しなければならないと、1990年に2回の落選を経て衆議院議員に当選。しかし、自分がALSという筋肉が萎縮する難病を患っていることを知ると、世襲との批判をよそに、2012年の衆議院議員選挙で自分の選挙区に次男を擁立。このとき、全国の徳洲会の病院などから職員を違法に派遣したほか、選挙に使う裏金を準備したなどの公職選挙法違反の罪で徳洲会グループの幹部らが逮捕、起訴されるが、徳田氏は健康上の理由から起訴猶予処分となる。

こうしたことから、医療関係者は、徳田氏を毀誉褒貶《きよほうへん》の多い人物と評することが多い。法律を遵守しないのは問題だが、その人生をつぶさに見ていくと、彼の改革の執念と野心は、若き日に医師になることを志した頃から、平成の病院王の異名をとるまで一貫していて、その生き様は私利私欲に走ったものではないことがわかる。

確かに、強烈なキャラクターとカリスマ性を誇った徳田氏の豪腕すぎる経営手法には、地元医師会などの反発もあったという。徳田氏のやり方は、昭和から平成の時代だったからこそ、通用したのかもしれない。その意味では私の父も同じくワンマン経営者だった。しかし、「命だけは平等だ」を信念とし、誰よりも患者と地域のために尽くした。徳田氏ご本人にお目にかかる機会はなかったが、あの圧倒的なカリスマの熱量に一度は直に触れてみたかった。

それにしても、今後、創業者でありオーナーを失った徳洲会が、どのような道を歩むのか、とても興味深い。本書でも述べた通り、これからの地域医療の中心を担うのは、地域に根づいたオーナー系の民間病院だと考えている。長年、地域の健康と安心・安全を預かってきた実績と信頼に加えて、長年、その地域と向き合ってきたからこそ、その地域特有の変化と課題が手に取るようにわかるはずだからだ。

断言するが、日本は今後、高度経済成長期以降、経験をしたことがないような低迷期を迎える。過去の右肩上がりの時代に造られた道路、鉄道、上下水道、公共施設などの社会インフラの維持が難しくなる。そして、「病院」も、だ。

そのとき、こうした時代の変化のあおりを受けるのは「地域」「住民」である。その意味では、医療と介護を両輪にして、地域を面で支えてゆく「洛和会ヘルスケアシステム」は、今後、地域において大きな役割を担うはずだ。再三触れているが、私はこれからの医療政策は「街づくり」と直結していると考えている。よりコンパクトな街をデザインする場合、その中心となるのは病院などの医療施設だという可能性もある。

そんな時代に私が掲げたテーマは、「やさしい社会を創造する。」というものだ。2024年7月現在、洛和会ヘルスケアシステムには、五つの病院をはじめ、介護施設、保育施設、看護学校など、京都市内に188の拠点を有している。働いている職員は総勢6441人だ。私は洛和会ヘルスケアシステムが提供するサービスそのものが、やさしい社会を創造するためのものであり、社会的使命を担っていると考えている。

つまり、「やさしい社会を創造する。」というパーパスを旗印にした6000人超の職員が、全力で地域に貢献するというのだ。個人の一歩は小さくても、6000人が一歩踏み出す意義は大きい。


私たちは、この地域にどんな貢献ができるか――。

何しろまだまだ手つかずのことが多すぎる。「AI」「ツーリズム」「若者支援」「環境保護」「農業」「住宅」「トランスポーター」などなど……。こうした社会課題の解決に洛和会ヘルスケアシステムが取り組んだらいったい、どんな街ができるのだろうか。私は、こうした地域の社会課題を解決したいと思う熱意のある人を、医療関係者に限らず、今後広く募集したいと思っている。本当に興味のある人は、直接、巻末の連絡先に問い合わせてほしい。もちろん、国籍も性別も世代も問わない。目の前に広がるブルーオーシャンに、一緒に漕ぎ出してほしい。そう、洛和会ヘルスケアシステムという船に乗って。何度でも言う、直面する課題は深刻だが、やれることは無限にあるはずだ。

このたび、本著を執筆するにあたり、大きく「二つの葛藤」があった。

一つは、もしかすると誰も知らない、自分の過去を、本当に告白してよいのか、という点だ。自分が「ひきこもり」だったことや、医学部の卒業に13年を費やし、挙げ句の果てに、4度目の正直で医師国家試験に合格したにもかかわらず、一度は医師という道を諦めた過去については、おそらく、洛和会ヘルスケアシステムに関わる職員のほとんどが知らないはずだ。

その人生の遠回りの経験を、別に隠す意思があったわけではないが、それでも、優秀な父と比べると明らかに出来が悪く、不甲斐ない人生を送ってきた。けれども、今となっては、この経験は私のなかで決して隠したい過去ではなく、その経験が今の自分を作ってきたと胸を張って肯定することができる。医師を諦め介護の道へ進んだことは、洛和会の理事長を務めるにあたり、非常に貴重な経験となった。

医療法人の理事長で、介護職の経験を持つ理事長はそう多くはないだろう。洛和会職員の約半数近くが介護分野に従事している。

この経験をこれからの病院経営に生かしていきたいと思う。

私は本当に周囲の人々に助けられて、今の自分があるという自覚がある。私が落ち込んでいるとき、常に誰かが傍らにいて、励ましの声をかけてくれた。その存在がどれだけ心強かったか。医療や介護の現場では、常に人の生死に直面する。そのとき、患者や家族の方に、私たちがどんな声をかけてあげることができるか。また、肉親や友人を失った喪失感に、どのように寄り添うことができるのか——それを考えることこそが、医療や介護のサービスの根本だと考えている。だから、洛和会ヘルスケアシステムの職員は、誰であっても他者にやさしい人間であってほしい。

そのためには、働いている職員が幸せである必要がある。幸せになるための環境整備をしたい。職員が働きやすいことは、組織にとってマイナスになるはずがない。私は人の「できない」ではなく、「できる」を評価できるリーダーでありたい。それは、自分自身がどんなに頑張っても、その努力が報われずに辛い思いをしてきたからだ。誰もが完璧主義をめざす必要はない。「私はそれはできない。けれども、これができる」——それで十分ではないか。私は常に社会におけるマイノリティー、そして、弱い立場の人々の目線を忘れずに、リーダーシップを発揮したいと思っている。

そして、もう一つの葛藤は、「なぜ、いまだ何も成していない自分が本を出すのか」ということだ。私が洛和会ヘルスケアシステムの理事長を引き受けて2年半。副業解禁や同性パートナーシップの充実など、私の決断で実現したことはあるが、そもそも、まだ何も達成していないし、実現させてもいない。本書に記したことの多くが、私の祖父と父、そして、私以上に長く洛和会ヘルスケアシステムで働いてきた職員たちが実現させたものだ。

そのことは理解したうえで、私がこの本を書いた理由、それは今後、祖父や父など先人から引き継いだバトンを、この地域に貢献するルールとして確実なものとする覚悟を示すためだ。だからこそ、私の歩んできた遠回りの半生も、すべてさらけ出した。いつか私は、もう一冊、本を書きたいと思っている。そのときは、もっと自信を持って、もっと饒舌に、私が何を成し遂げたのかを紹介したいと思う。いつになるかはわからないが、そのときの自分に、ここで約束をしたいと思う。

最後にこの場を借りて、お礼を述べさせていただきたい。まず、最初に本書を西大和学園時代の恩師、今村浩章先生に捧ぐ。今村先生は西大和学園を卒業後、私が社会人になっても、折に触れて私のことを気にかけてくださっていた。この本が完成したら、真っ先に読んでもらおうと考えていたが、残念ながらそれは叶わなくなった。なぜならば、今年4月、61歳で鬼籍に入られたのだ。これまで叱咤激励していただいたお礼も込めて、お名前を記させていただきたい。本当にありがとうございました。

次に家族。何があっても、どんなときでも、私の決断を支持して応援してくれた母、妹たち。そして今、改めてその背中の大きさを感じる尊敬する父。これまで育ててくれて本当に有り難う。理事長となった今、多忙な日々を過ごす私の心の支えになってくれている私の妻、子どもの存在が、どれほど大きいことか。重ねて感謝を述べたい。

最後に、これまで洛和会ヘルスケアシステムを支えてくださったOB、OGのみなさま。今も洛和会で働いてくれているすべての職員、関係者に改めて感謝の意を捧げる。

これまでの経験を医療経営に必ず生かし、京都から地域を変える希有なモデルとして、全国に洛和会ヘルスケアシステムの名前を轟かせたいと思っている。それが、これまでお世話になったすべての人への恩返しだと信じて。

2024年7月吉日　京都にて

洛和会ヘルスケアシステム理事長　矢野裕典

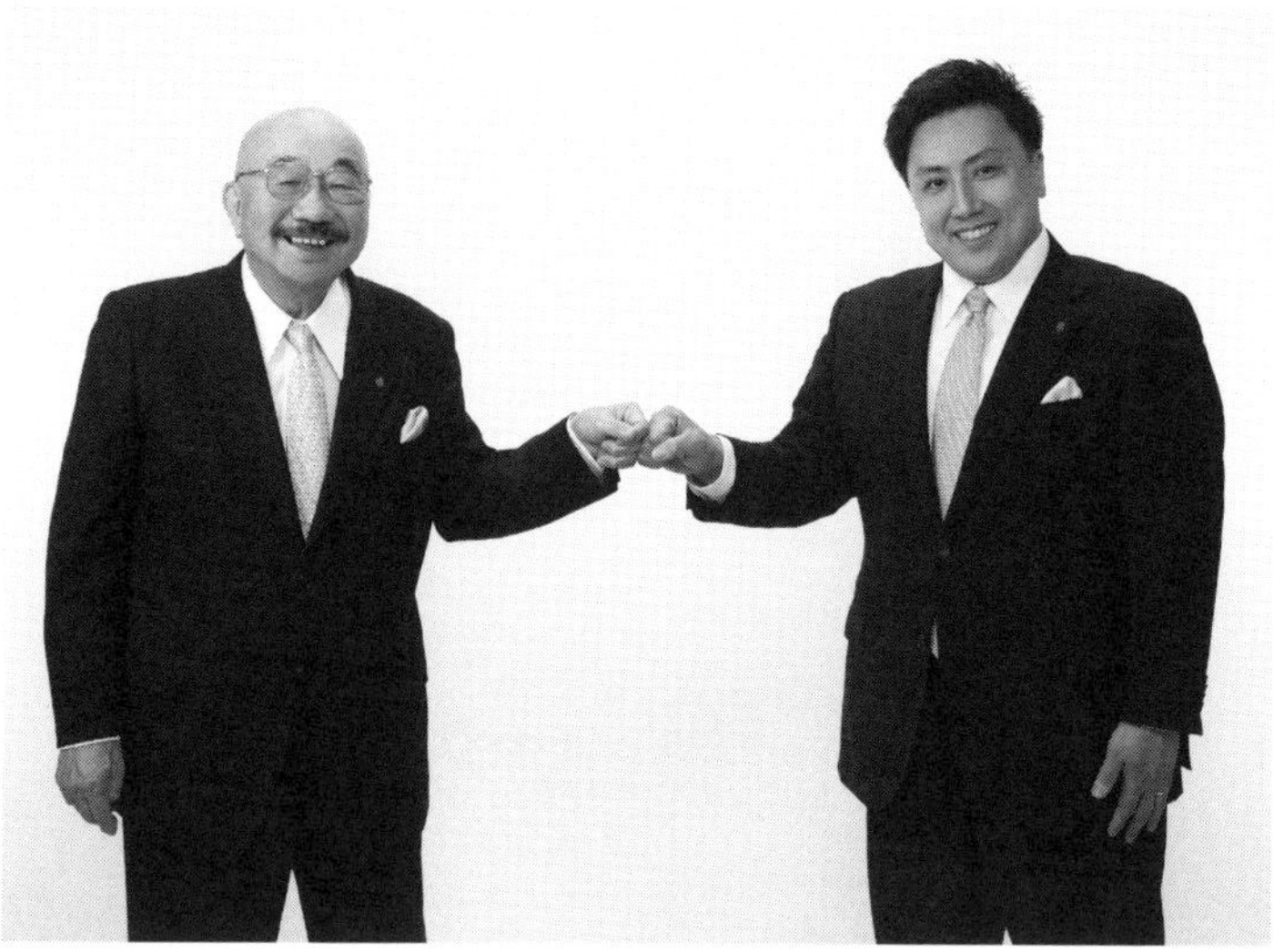

左から、父・矢野一郎会長と著者

理事長Instagram

理事長TikTok

洛和会ヘルスケアシステム
公式YouTubeチャンネル

洛和会ヘルスケアシステム本部

〒607-8064　京都府京都市山科区音羽八ノ坪51-4
メールアドレス　yano-yusuke@rakuwa.or.jp

※本著作の収益は、すべて一般社団法人洛和まちづくり財団に寄付します。

［著者］
矢野裕典（やの・ゆうすけ）
洛和会ヘルスケアシステム理事長・医師
1981年京都出身、西大和学園高等学校、帝京大学医学部卒業、一般社団法人京都私立病院協会理事、NPO法人VHJ機構常任理事。

地域医療と街づくり
京都発！「日本の医療が変わる」経営哲学
元ひきこもり理事長の病院経営術

2024年9月17日　第1刷発行
2025年3月14日　第2刷発行

著　者——矢野裕典
発行所——ダイヤモンド社
〒150-8409　東京都渋谷区神宮前6-12-17
https://www.diamond.co.jp/
電話／03･5778･7235（編集）　03･5778･7240（販売）
装丁————金井久幸（TwoThree）
製作進行——ダイヤモンド・グラフィック社
印刷————堀内印刷所（本文）・新藤慶昌堂（カバー）
製本————ブックアート
構成————中原一歩
校正————石井文雄
編集協力——村松千絵（Cre-Sea）
編集担当——花岡則夫

ISBN 978-4-478-11968-6